患者と家族に寄りそう在宅医療日記

大井 通正

Michimasa Ooi

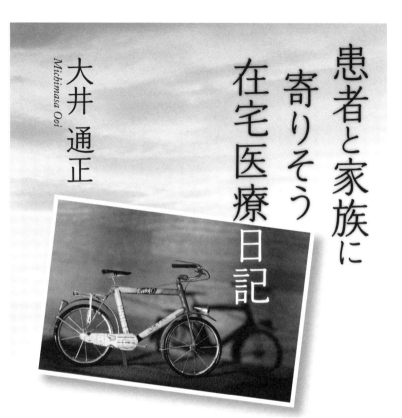

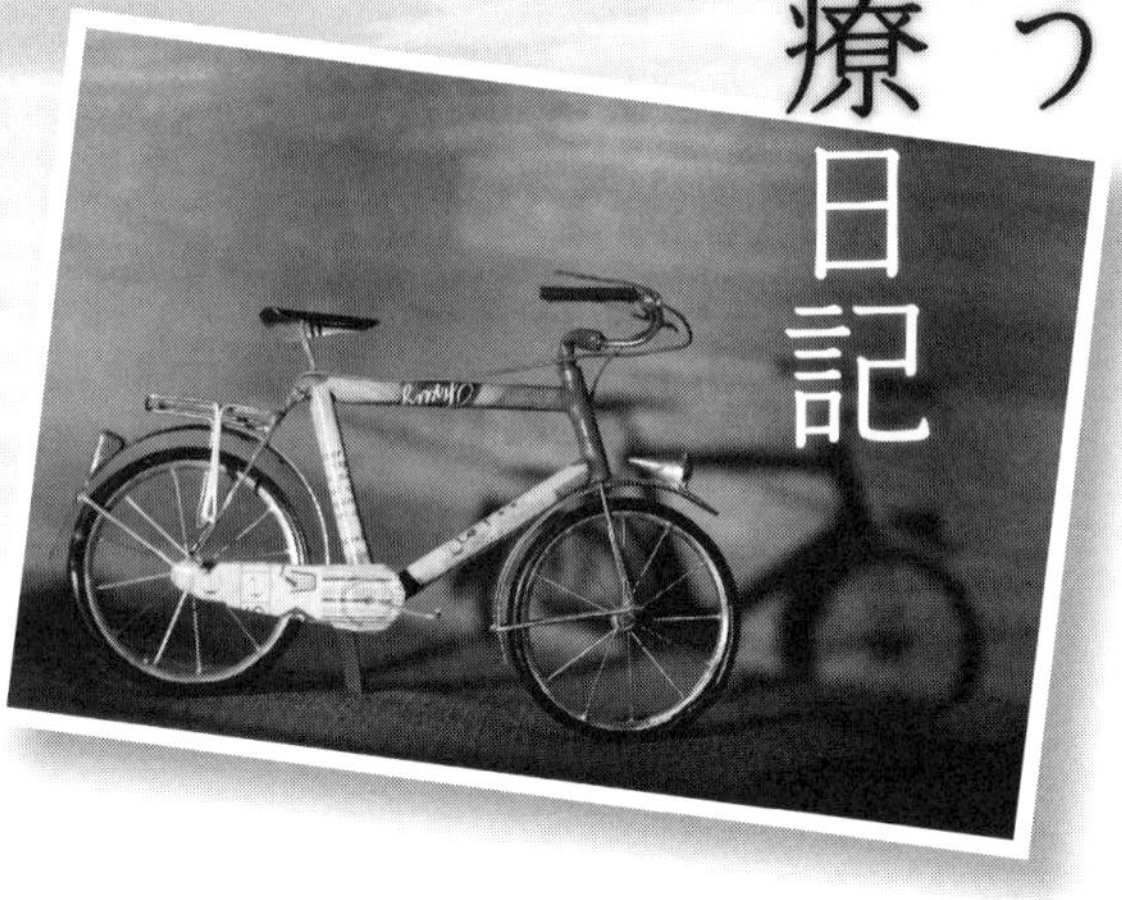

文理閣

はしがき

入口に毛布が吊るしてあった。それがドア代わりだ。中に入ると窓もなく薄暗い部屋にテレビだけが煌々とついている。子どもが二人座ってテレビに見入っている。小学校三年のめいこちゃんとその妹だ。お姉ちゃんのさっちゃんは中学三年生。今は炊事か洗濯か家にいなかった。近くに共同井戸があって、そこで炊事洗濯をしている。道路まで水道管が来ているが、高瀬川の上に建てられた不法建築のバラック街に水道はない。

一九六七年秋、私は大学のサークル「底辺問題研究会」に所属し、京都の東九条地域に入りセツルメント活動に取り組んでいた。一九六〇年代、日本社会は右肩上がりの高度成長を謳歌していた。しかし貧困、差別、不健康、病気、劣悪な住環境、家族の崩壊など、当時の東九条には社会の矛盾が集中し、「東九条は繁栄の幻想を許さない」状況であった。

さっちゃんたち三人姉妹のおかあさんは亡くなり、お父さんは結核で入院中だった。さっちゃんが親代わりで、中学校から帰ると家事をこなし妹たちの面倒を見ていた。私たちセツラーは京都の北にある国立の結核療養所に入院していたお父さんのお見舞いに行った。

戦前からの古い建物で、病室も殺風景で暗かった。私たちの見舞いに痩身のお父さんは「ありがとう。すまんなあ」と繰り返した。長くない、と思った。

さっちゃんは聡明な顔つきだが無口であまり感情を表に出さない子だった。これからのことを尋ねたとき、定時制高校に進学して働きながら勉強したいといった。それからは私たちが家庭教師をすることにした。目指す高校は朱雀高校定時制だ。さっちゃんはがんばった。

合格発表の日、私たちは地域に行った。雨の日だった。道路を隔てた交差点にさっちゃんはいた。

私たちを見つけると、さっちゃんは、

「通ったよ」

そう言って手に持っていた水玉模様の雨傘をくるくるっと回した。

数年後、その地域にあった九条診療所谷田悟郎先生の往診に同行した。そこで見たものは粗末な板の間に横たわる重い障害を持つ脳卒中片マヒの患者だった。障害を持つ病人に尽くせる医療に携わりたい。医師を目指そうと思い立った。障害を持つ人のリハビリテーション――再び人間らしく生きるためへの援助が、その後医学部に進学し卒後三四年医師として働いてきた私の人生の主題となった。

在宅医療の対象となる病人はすべて障害を持つ人である。障害を持つ病人である。この人たちが重い病と障害を身に受けながら人間らしく生き、生を終えるために何ができるだろうか、研修医時代から在宅医療に携わり、このことを考えてきた。病院勤務医から診療所に転じ一〇年、本格的に在宅医療に取り組む機会が与えられた。この間数多くの神経筋難病の患者の在宅療養への援助、がん患者を中心とした在宅看取りを経験した。ある意味で極限状況に置かれた患者と家族の間に身を置き、抱える問題を前にして自分に何ができるだろうかを自問する日々であった。それは医学的問題にとどまらず療養環境、介護体制、介護者の介護負担、経済的問題、家族関係など多岐にわたる。主治医だからといって、もとより正解などは持ち合わせていない。多職種から構成されるサービス担当者会議を開催し、知恵を出し合い、患者家族を交えたチーム医療の実践で課題を解決していくしかない。このような在宅医療に従事することは、私にとって医師としてかけがえのない学びの機会、成長の糧になるにとどまらず生きがいそのものである。

在宅医療の現場で交わされる患者や家族の言葉、看取りのありさまに心打たれることが多々あった。患者が人間らしく生き、人間らしく生を終える、家族として住み慣れた自宅で患者を看取れた満足感と喪失感、そういった患者や家族の思いを、主治医である私が黒子として文字に残しておきたいと考えた。拙さを承知で綴った文章である。ではあるが、様々な困難を抱える在宅医療の現場で語られる患者、家族の声に耳を傾けてほしい、その情景に想像をめぐらせてほしい。それは私たち一人ひとりが、これからの生き方を考える上で示唆と勇気を与えてくれると信じる。

第一部は、ここ数年間主治医として担当した、主として在宅患者に関するエッセイである。なお本文に登場する患者さんのお名前は、一部を除き、すべて仮名である。

第二部は、在宅医療とはなにか、および私の所属する診療所の在宅医療の概要を紹介した。医療従事者以外の読者には理解しにくい専門用語も多く含まれるが、煩雑を避けるため個々の注釈は割愛した。

最後になったが、本文中の患者さんの紹介、手紙などの公開を承諾していただいた患者さん、ご家族に心からお礼を申し上げたい。私とともに日夜在宅医療を支えている診療所の看護師、ドライバー、医療事務、セラピスト、ケアマネジャーのみなさん、本当にありがとう。拙著に丁寧な解説文を寄せてくれた畏友、伍賀一道君に深謝する。吉田朋子さん、すてきなイラストありがとう。出版にご尽力いただいた文理閣代表黒川美富子氏に感謝したい。そして長年私を支えてくれた妻美保子にも。

今年の秋、楠正成で名高い千早赤坂村の棚田を見た。

「みんながいるからがんばれる」

脇にある千早赤坂中学校の塀に書かれていた標語だ。

七〇歳になっても自分の仕事に没頭できるのは患者さんがいて、患者のご家族がいて、職場の仲間がいて、私たちを励ましてくれる生協組合員さんがいて、日頃連携を組んでいる地域の訪問看護師、ケアマネジャー、ヘルパー、セラピストのみなさんがいるからです。

みんながいるからがんばれる。みんなといるからがんばれる。

大井通正

二〇一五年十二月

目次

第2部　私たちの在宅医療

第*1*部

心に残るひとびと

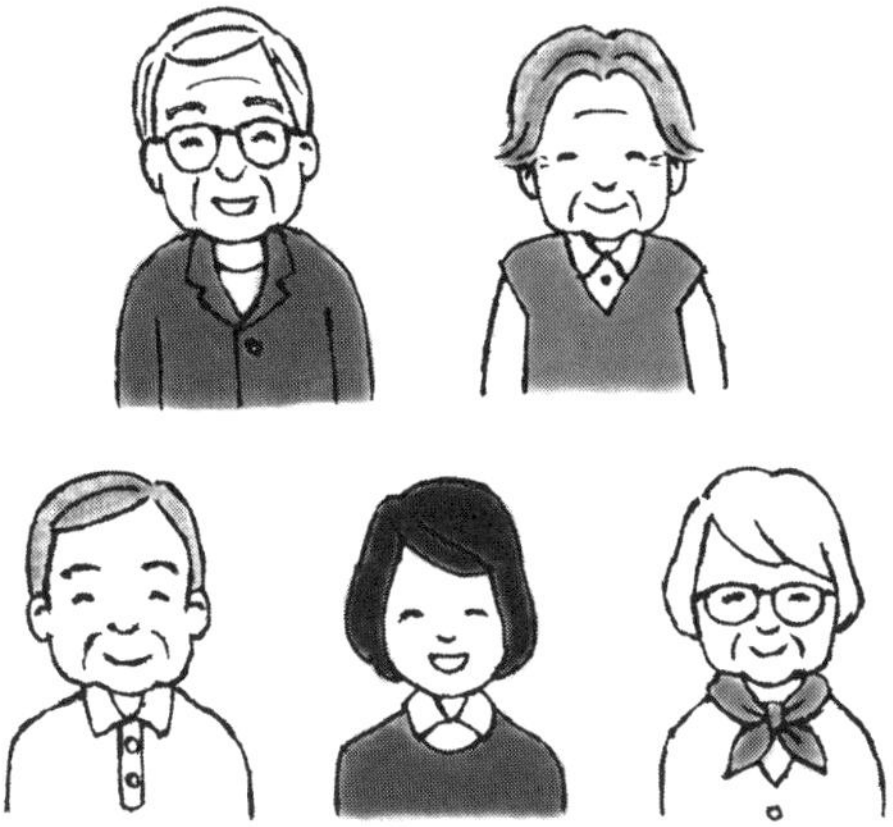

●三センチの山登り

在宅患者のヒサタロウさんが亡くなった。二階から降りた娘さんが、ベッドで意識を失っているヒサタロウさんを見つけ救急車を呼び病院へ搬送された。ただちに蘇生処置をされ、人工呼吸器を装着しＩＣＵに入室。一週間後、治療の甲斐なく亡くなったと娘さんから連絡があった。

九年前に脳梗塞を発症。急性期治療、回復期リハビリテーションの後、重度の右片マヒと失語症を残して退院。私のクリニックの最初の在宅患者となった。以来八年間の在宅生活を診てきた。

重度の右片マヒなので寝返り、起き上がり、車いすへの移乗はベッド柵を持てば自身でも可能だが不安定で、見守り、声かけを要する。歩行は出来ない。失語症で発語は単語レベルも困難。聴覚的には日常会話の部分的理解は可能なように見える。重度の嚥下《えんげ》障害で口から食べると肺炎を起こす危険性が高いため、入院中に胃ろうを造設し経腸栄養を実施していた。

ヒサタロウさんは、これが気に食わない。ついに実力行使に出た。てんぷらのエビを口にくわえて離さない。テーブルの上に置いてあった八朔《はっさく》ミカンがなくなっている。家族が見ていない隙に車いすに乗り移り、左手で八朔をつかんで片手で皮をむく。房にかぶりついて食べる。八朔の皮がベッド回りにちらばった中ですやすや寝ている。「怒る気もしない」と娘さんが言った。そんなことができるのかとあきれるほどの戦略を駆使して、ヒサタロウさんは口から食べることに執着した。

肺炎になってもかまわないから、家では食べてもらおうと経腸栄養はデイサービスの昼食だけにした。施設での介助で誤嚥、窒息はあってはならないことだから。

重度の右マヒのためヒサタロウさんは歩けない。週一回、セラピストが訪問し介助歩行訓練をしてきた。マヒ側に短下肢装具を装着し、左手に四点杖を持ち、セラピストがマヒ側から介助し歩かせる。ベッドから居間までの五メートルほどを往復するのだが、行きは割とスムーズに歩ける。だが帰りはとんとマヒ側の右足が前に出なくなる。疲れるには早すぎる。なぜだろう。実はベッド付近より居間の方が三センチほど低い。古い家だから時の経過とともに傾斜ができたのだろう。片マヒのヒサタロウさんにとって、このわずかな傾斜が越えられない坂になる。介助するセラピストに促されて、必死にマヒ側の足を前に出そうとがんばる。四往復もするとくたくただ。それでこの歩行訓練のことを「山登り」ということにした。往診のとき、聞いてみる。

「ヒサタロウさん、今日は山登り何回？」

「四回。すごいすごい。がんばったね！」

障害を持つ人にとっては、わずか三センチの傾斜でも越えられない坂になる。からだの坂があるのならこころの坂はどうだろう。

脳卒中患者会の設立集会であいさつされた患者さんの言葉を思い出した。

「この病気にかかって、障害を身に受けて死のうと思わなかった人はひとりもいないと思います」

このあいさつを聴いた多くの参加者はうなずき、涙を浮かべる人もいた。

私にはその発言は衝撃だった。あいさつされた患者さんの障害は「不全片マヒ」というもので、比較的マヒは軽度、杖歩行だが屋外を人の手を借りずに歩くことができる。

こんな患者さんに今まで自分はどう言ってきたか。

「脳卒中になられたのはお気の毒でしたが、まだマヒが軽い方で良かったですね。リハビリがんばりましょうね」

良かれかしと患者を励ますつもりで言ってきた言葉だったが、「冗談じゃない。あんたに何がわかるのか」そう言われたように感じたのだ。

障害の重さ軽さと「こころ」に受けた傷の多寡は関係ないのだ。人生で障害を受けることそれ自身が、大きなこころの坂となって前途の希望を塞いでしまうのだ。

それからは「障害が軽くて良かったですね」は私にとって禁句となった。

重症患者を見慣れた医師からみると軽症でも、障害を自身に受けた人にとっては、からだとこころの越え難い坂になる。その坂を乗り越えていけるように、障害を持つ人とともに歩き続けたい。私たちリハビリテーション医療に従事するものの願いである。

●三年ぶりの花見

居間の壁に写真が飾ってある。満開の桜を背景に穏やかな笑みを浮かべる車いすの賢治さんと奥さん。

往診のとき、その写真を眺め「お花見に行きましょうね」と話しかけるのが早春の決まりごとのようになっていた。翌年は賢治さんの入院で行けなかった。昨年は四月の第一土曜日と日程を決め準備をしたが天気が悪く中止した。今年こそ花見を実現しようと賢治さんの在宅療養にかかわっているスタッフに呼びかけ、その日を待った。四月五日土曜日午後二時、賢治さん宅集合。訪問看護師、作業療法士、ケアワーカー、クリニック看護師、そして在宅主治医の私。総勢八人が集まった。賢治さんは筋萎縮性側索硬化症による四肢体幹筋萎縮・筋力低下で寝返りさえできない。ＡＤＬ（身辺処理）全介助、呼吸筋マヒ、嚥下・構音障害[*]で気管切開して人工呼吸器を装着、経管栄養を実施している。在宅人工呼吸器生活はもう五年になる。

「今日はお天気も持ちそう。賢治さんお花見に行きましょう」

まず部屋で皆で写真を撮った。賢治さんもにこやかだ。賢治さんがわずかに目配せをした。あうんの呼吸で奥さんが素早く吸引器で唾液を吸引した。奥さんはわずかな視線の動きに機敏に反応し、賢治さんの「してほしいこと」を察知する。この医療的ケアの手際は看護師の水準を大きく越えている。先日の気管カニューレ交換のときも、奥さんと看護師と私で作業を分担しわずか三〇秒でやった。まるでＦ１レースのタイヤ交換のようだ。

さあ、お花見出発だ。皆で両側から賢治さんの体を支えてリクライニング車いすに移した。車いすの後ろに台をとりつけ呼吸器を設置。アームレストに腕を置き、寒くないようにひざかけを載せた。さあ、出発だ。狭い玄関を慎重に通り抜けて通りに出た。ゆっくりと車いすを押すのは訪問リハビリテーション担当の作業療法士だ。雲の切れ目から太陽が賢治さんの顔を照らした。賢治さんには三年ぶりの陽光だ。まぶしい。「日傘持ってきて」看護師が叫んだ。

川沿いの桜並木まで三〇〇メートルほど。最初の桜並木は背の低い八重桜でまだつぼみだ。突然満開の花列、ソメイヨシノがそよ風に花弁を揺らしている。早速花の下で記念写真を撮る。賢治さんと奥さんの笑顔、三年前を思い出しながらシャッターを押した。通りかかった、車いすのパーキンソン病の患者さんにも声をかけて参加者全員の集合写真。みんな笑っている。

花の下で、手作りの桜餅をいただいた。生協組合員さんが差し入れてくれたものだ。春の香りがほのかにただよう。

満開の桜並木の向こうにはわずかに霞む信貴山が見えている。

「賢治さん、信貴山見るのも久しぶりですね」

賢治さんは遠くを見つめる目で桜並木と信貴山を眺めていた。少しだけ冷たい春風が賢治さんの頬をなでた。

＊構音障害

発語にかかわる器官の神経・筋の障害によって発語の明瞭度が低下したもの。構音障害を持つ患者はしばしば嚥下障害を合併する。

●母に会う

在宅患者の澄子さんはこの一〇年脳卒中でねたきりだ。呼びかけにも反応がなく、一日三回胃ろうからの経腸栄養を実施している。終日、娘さんがお世話している。

「座らせたほうが、のどのごろごろも少なくなるし、表情も落ち着くみたい」

と、日に何回か、ベッドから隣室までひとりで担いで椅子に座らせてあげるのが日課となっている。

往診のとき、ふたりの写真を撮ってさし上げたことがある。椅子に座った澄子さんの目やにを娘さんがガーゼでそっと拭いているところだ。愛情に満ちた介護のこまやかさが伝わってくる。

澄子さんは、のどのごろごろと嚥下障害による慢性の誤嚥のため、しばしば肺炎を繰り返す。しかし入院までに至ることなく、往診での抗生剤点滴でなんとか改善してきた。入院となったらもうお終《しま》いと思ってしまうのか、娘さんができるだけ在宅での治療を希望されるのだ。熱が出ると、のどのごろごろが強くなり頻回に痰の吸引を要するため、解熱するまで娘さんはほとんど寝られない状態が続いてしまう。

今回も毎日、五日連続で抗生剤点滴を行ってやっと改善した。

「おばあちゃん、よくなって良かったですね」

「やっと安心しました。私、このところ頭が痛くてふらついて」

「娘さん睡眠不足ですよ、きっと。大変ですね、ほんとうに」

「でも、心配で寝られなかったの。先生、ちょっと見てほしいものがあるので帰らないで待って」

そう言って二階に上がっていった娘さんは、大事そうに袋にしまってあったものを持ってきた。それは娘さんが母と出かけたときに撮った写真、一〇年以上前のものだ。脳卒中の片マヒのため車いす生活だったが、まだ意識もはっきりし笑顔もみせている。

そんな母を撮った写真の数々。

「これは京都の北野神社の近くで撮った写真。芸者さんのおどり、きれいやった」

「上七軒ですね」

「この菖蒲園は奈良の公園に行ったとき。いいほうの手で柱を握らせて、立たせて撮ったの」

「菖蒲がきれいですね。こっちは桜が満開。おかあさんもいい顔」

「玉ぐし川で撮ったんです」

「これは白浜のホテルに行ったとき。今と違って私の髪も黒々してるでしょ」

「娘さんも若い」

菖蒲や満開の桜を背景に、娘に撮ってもらう母の表情はどこまでも優しい。ここ数日の過労を吹き飛ばすかのように娘さんは当時のことを思い出し、楽しげに語った。

時々眺める写真に、かつての母のすがた、母と語らった日々の思い出がよみがえる。

そこでおかあさんと笑顔を交わし、おかあさんと語らっているのだ。

介護で疲れ果てても、それが娘さんの元気を支えている。私はそう思った。

「引き留めてごめんなさいね。これ持って帰って」

そういって娘さんはドリンク剤を差し出した。

●三〇億回の鼓動

八年前より往診を始めた在宅患者の澄子さんは、六三歳のとき脳卒中で倒れて三五年になる。片マヒの不自由な体で杖をつき旅行にも行った。高齢になるに従い車いす生活になった。今では屋内の歩行にも介助がいる。食物の嚥下が困難になり胃ろうを造設した。ねたきりとなって意思疎通も困難になったのは八年前だが、以後、娘さんが献身的に介護にあたった。二四時間三六五日、一日も休まず母のそばに寄り添った。

毎日の日課が決まっている。

娘さんは朝の経腸栄養剤の注入を終えると、ベッドの澄子さんを抱きかかえ、隣室の籐《とう》の椅子に座らせる。昼になると抱えて再びベッドに戻り、経腸栄養を終える。しばらくしてまた澄子さんを抱えて、椅子に座らせる。ベッドの部屋が寝室で、椅子のある和室が居間なのだ。

往診に行くと、たいてい籐の椅子に座っている澄子さん。私たちの声かけに反応することはできなくなった澄子さんだけれど、椅子に座った姿は、ほの暗い和室の雰囲気に溶け込んで強い存在感があった。その風景に私は小学生時代のことを思い出していた。母に連れられ、京都の年中行事の一つ南座での顔見世（歌舞伎）を観たときのこと。演目は「助六」、名優市川寿海が髭の意休を演じていた。舞台の奥に端然と座る寿海の姿に、母は、

「座ってるだけで絵になる役者はそうおらへん。関西やったら寿海くらいやろなあ」

そんなことを言っていた。当時、寿海は八〇歳近くの老優だったはずだ。

診療中に電話が入った。娘さんからだ。澄子さんが息をしていないという。外来患者さんに診療の中断をお願いして澄子さん宅に急ぐ。ご家族に澄子さんの臨終を告げた。娘さんの話ではいつものように抱えて入浴させ、身体を拭いてベッドに寝かせたら穏やかな表

情だった。しばらくして見たら息をしていないようだったという。

「眠るような亡くなりかたでしたね。窒息だったら荒い息になります。きっと心臓が最後の鼓動を終えたのでしょうね。天寿を全うされました。娘さんも本当によく看てこられましたね。心からご冥福をお祈りします」

最後の鼓動。

九八歳で亡くなった澄子さんにとって、それは何回目の鼓動だったのか。一分間に六〇回の心拍数として計算すると、一時間で三六〇〇回、一日で三六〇〇×二四回、一年で三六〇〇×二四×三六五回、九八年で約三〇億回になる。三〇億回の鼓動を終えて澄子さんは旅立った。

ほの暗い和室の主を失った籐の椅子。一連の法事を済ませて落ち着きを取り戻す頃、娘さんはあらためてその欠落感を実感されるかもしれない。そんなときは、以前私にしてくれたように、母との思い出の詰まったアルバムを取り出して子どもたちに語ってほしい。現実生活での欠落感を心のなかでの存在感の高まりで埋め合わせていくために。

●一〇一歳の生還

私の働くクリニックの二階にはショートステイが併設されている。ある日、そのショートステイからクリニックに電話が入った。

「利用者さんが食事中誤嚥してベッドに寝かしたのですが、パルス（酸素飽和度）*が測れません」

「救急バック用意して。酸素ボンベもショートに運んで」

そう言い置いて二階のショートステイへ階段を駆け上った。

ベッドに寝かされた利用者さんは一〇一歳のキクさんだ。

呼びかけるとうなずく。苦しそうだがかすかに自発呼吸はある。指先に付けたパルスオキシメーターは測定不能だ。

「マッキントッシュ（喉頭鏡《こうとうきょう》）」

「はい」

喉頭鏡のブレードを挙上し喉頭展開する。

「吸引」

「はい」

誤嚥物をカテーテルで吸引すると自発呼吸がしっかりしてきた。気管内挿管はしなくても済みそうだ。

「マスクで酸素三リットル」

「SPO2（酸素飽和度）測れます。八五パーセントです」

看護師の声にほっとした。クリニック開設から九年だが、こんなことをするのは二回目だ。一回目は何年前のことだったか。介護施設にクリニックが併設されている医療介護複合施設だからできることだ。こんなとき、医療処置が間に合わずに窒息事故で亡くなるケースは全国の介護施設でどれくらいあるのだろうか。そんなことを考えていた。

それでもキクさんは酸素飽和度の上がりが悪く、呼吸音も減弱していたので、誤嚥性肺炎発症を考慮して救急車を呼び、病院に搬送依頼した。

「元気になって戻ってきてね」

救急車を見送りながら心の中でつぶやいた。

翌日ご家族から連絡があった。救急病院の主治医から病状説明があり、肺が真っ白になっている、厳しい状態で覚悟しておいてほしいとのこと。

その日から三週間がたった今日、診察室に車いすのキクさんが現れた。息子さんと一緒だ。

「おばあちゃん、よかったなあ、帰ってこれて」

手を握ってそういった。穏やかな顔を見て嬉しくて仕方がなかった。

「向こうでは重症の肺炎だということで、人工呼吸器をつけるかどうか聞かれたんやけど、つけてひたすら延命ということになるのもつらいので、本人には悪いけど断りましてん。薬が効いたのか、それからずんずん良くなって退院できました」

「一〇一歳。すごい生命力ですね。運が強いというか」

「母は若いときに私の父を亡くして、女手ひとつで子育てをしました。本人の弟も早死にでしたから、父や弟の寿命をもらったんとちがいますか」

私と息子さんのそんな会話を「寿命をもらった」キクさんは横でにこにこしながら聞いていた。

＊酸素飽和度

呼吸状態の評価に使われ、おおむね九〇パーセント以下は呼吸不全と診断し、酸素投与を要する。

●胸元のブーケ

「今日は恵美子さんの誕生日よ。うちの娘の誕生日と一緒だから覚えていたの」

看護師のめいこがそういったから、花屋さんに寄ってバラの花のブーケを造ってもらった。

恵美子さんは神経難病でねたきり。気管切開しているため発語もできない。自分の意思で動かせる身体の部位はない。筋肉のこわばりで表情すらつくれない。ご主人さんが看ている。

恵美子さんのお宅に着いた。ふすまを開けて、

「恵美子さーん、お誕生日おめでとう!」

恵美子さんは目を開けて天井を見つめていた。その眼前にブーケをかざし、もう一度、

「おめでとう!」

と言った。恵美子さんはブーケをじっと見つめ、しずかに目を閉じた。めいこがブーケを恵美子さんの胸元に置いた。

「ハッピバースデーツーユー、ハッピバースデーツーユー、ハッピバースデー、ディア

恵美子ちゃん、ハッピバースデーツーユー」

私たちは大きな声で歌った。

急にこみあげるものがあって声が途切れそうになった。

「恵美子ちゃんなんて、家内は六二歳ですよ」

笑顔のご主人はそう言って照れた。

●欣造さんの在宅看取り

家で最期を迎えたいとの希望で、病院を退院された欣造さんが主治医の紹介状を持って奥さんと一緒に来院された。がんの告知を受け覚悟の上での退院だった。

「まだ食べられていますが、食べられないときは点滴してもらえますか」

「いいですとも。通うのが大変になったら往診しますよ」

そんなやり取りから通院が始まった。ほどなく依頼があり定期的な往診を開始した。食べられない状態が続いていた。紹介先の病院への通院ももはやできなくなっていた。経口剤が飲めないため麻薬貼付剤と舌下錠を組み合わせて疼痛コントロールを行った。温厚で礼儀正しい欣造さんは身の置き所のない倦怠感にもかかわらず、私たちが往診に伺うとベッドから身を起こして、笑顔で私たちをねぎらってくれた。末梢血管よりの点滴は次第に入りにくくなり、輸液路確保のためのカテーテル挿入を提案した。私の言葉に、「これ以上の処置は希望しません。はやく……」

欣造さんはそこで言葉を切った。言葉を継がなくても、その思いはご家族にも私たちにも確かに伝わってきた。

ご家族が揃っていたので、「写真を撮りましょう」と声をかけた。ご家族は一瞬戸惑ったように見えたが、その意を察した長男さんが「だったらこのカメラでも」と自分のカメラを差し出した。

ギャッジベッドで座位になり、安定しない欣造さんの身体を横に座った奥さんが肩を組むように支えた。

二日後の往診に、ご家族と一緒に撮った欣造さんの写真を引き延ばし、額に入れて持参した。既に手足にチアノーゼが見られ表情も苦しげだった。写真を差し出すと欣造さんは、穏やかに笑う家族に囲まれた自分を確かめるかのように見入っていた。ほどなく欣造さんは最期を迎えた。自宅で家族に看取られて、欣造さんの願っていた最期だった。

●紅をさす

あと二、三人の診察で病院の午後外来が終わるころだった。クリニックから電話が入った。在宅患者ゆきさんの娘さんから連絡があって、買い物から帰ってみたら唇が白い、息をしていないとのこと。

「すぐ行きます」

急いで外来を終え車に乗り込んだ。

先週の往診では特に変わりはなかった。声をかけると返事はされ、時に笑顔を見せてくれた。脳卒中片マヒでねたきりになって二年。消化器系の疾患で食事が摂れなくなって、腕からカテーテルを入れて高カロリー輸液を始めて一年三カ月を越えていた。その間、娘さんが献身的に介護にあたった。それを訪問看護師、訪問介護士、ケアマネジャー、私たちの往診などの在宅療養支援チームが支えてきた。耳が遠くて視力も落ちていたゆきさんに、ねたきりでは寂しかろうと耳元に小型のスピーカーを置いて童謡などを聞かせていた。

点滴だけになってから、さあ何カ月過ごせるかという不安のなかで、六カ月が過ぎ、ここまで来れたから何とか一年はと思ってがんばって一年が過ぎた。ここまでくればお誕生日までは思う。そして九一歳のお誕生日が迎えられた。お母さんの生きる力ってすごいね。どこまでいけるか楽しみ。往診のときに娘さんとそんな会話を交わしていたのだった。

自宅に着いた。娘さんをはじめご家族が集まっていた。ゆきさんはいつものように静かにベッドに横臥し、紅かった唇は色を失っていた。呼吸音、心音、瞳孔を確認し、臨終を告げた。苦しむことのなかった穏やかな死顔だった。娘さんに状況を聞いて、ゆきさん宅を辞した。

クリニックに戻り診断書の死亡原因に「老衰」と記した。天寿を全うされたゆきさんにふさわしい診断名だ。弔電の手配を事務に依頼し病院の夜診外来に戻った。

数日後、クリニックに娘さんが訪ねてきた。

カウンター越しに私の手を握り、

「お葬式も無事済ませました。お母さん、めっちゃかわいい顔しててん」

娘さんはどこまでも晴れやかな表情でそう言った。あの、色白の母の唇に紅をさしたのだろう。

高齢ではあったが童顔と言ってよい、人懐っこい優しいゆきさんの顔を想い浮かべた。住み慣れた自宅で精一杯看取った娘さんの満足感と、家族のもとで穏やかに九一歳の生を全うし、逝くことができたゆきさんへの想いが私の心のなかでまじりあった。

「よかったね」

そう言って診察室に戻った。

●周五郎さんの看取り

連休中に「その日」が来ると覚悟していた。

周五郎さんは慢性閉塞性肺疾患の末期で、高度の貧血を併発している。大阪市内の基幹病院からの紹介で在宅酸素、夜間人工呼吸器装着の退院だった。診療情報提供書には高齢で治療的には限界があり、出来る限り自然な形で在宅療養をおくらせてほしいとあった。

退院翌日、初回往診のとき、ねたきりの周五郎さんに座ってもらうことにした。端座位にしてベッドの横に机を置き両手を載せてみた。

「この方が寝ているよりも楽でしょう。テレビも見られるし」

何か食べたいとのことで机の上に家族がゼリーとスプーンを置いた。周五郎さんがゼリーを食べだした。

「自分で食べている！」

娘さんが驚いた。病院では誤嚥をおそれ、ベッドをギャッジアップして少量の嚥下訓練食を介助で食べさせていたという。

退院後一週間が経ち徐々に食事、水分を摂れなくなり、一日一本の定期点滴を開始した。往診時声をかけると「しんどい」と答えた。

サービス担当者会議を自宅で開いた。娘さん、ケアマネジャー、訪問看護師、セラピスト、クリニック看護師、主治医のメンバーだ。私は、呼吸不全に高度貧血を合併し予後は厳しいと話した。ご家族に在宅看取りの意思を再度確認した。

「いつ何がと考えると怖いけど、おじいちゃんは家がええと言ってたから」

「じゃあ、とりあえずそれで行きましょう。どうしてもとなったらいつでも言ってね。病院に受けてくれるように話します」

会議を終えて皆で写真を撮った。周五郎さんと奥さんを真ん中にご家族が取り囲み、孫も、ひ孫も愛犬も入れて。

数日後、写真を持って行った。

「周五郎さん、写真できましたよ」

写真を眼前にかざしたが、周五郎さんはうなずくだけで目を開けることはできなかった。

「おじいちゃん、こんなにしっかりして、いつものおじいちゃんと変わらんわ」

ご家族は写真を喜んでくれた。

翌日、それは昨日のことだが容態が気になったので往診した。末期にみられる下顎呼吸が始まっていた。人工呼吸マスクを装着していたが酸素飽和度は改善しない。呼びかけても反応はなかった。

「今夜中と思います」

と話した。

深夜、訪問看護師から連絡があり往診。家族が集まっていた。

血圧は次第に低下し、酸素飽和度は測定できなくなった。私は、

「もうマスクは外しましょうね。おじいちゃんが嫌がってたから」

孫たちは泣きながら周五郎さんの肩に手をやり、顔をなで、

「おじいちゃんありがとう。おじいちゃん死なないで」

と繰り返した。

孫娘が隣に寝ているおばあちゃんのゆびを周五郎さんのゆびに絡ませた。

わずかに声をともなった息を二、三回して周五郎さんは亡くなった。穏やかな最期だった。

クリニックに戻り死亡診断書を作成し家に届けた。

訪問看護師がていねいに死後の処置を済ませたご遺体をとり囲み、子ども、孫、ひ孫、愛犬、みんなが部屋にあふれていた。黙礼し手を合わせる。

「おじいちゃんも家族みんなのなかで逝かれて良かった。ご冥福をお祈りします」

見送りに出た次女が泣きはらした目で言った。

「家で良かった。先生で良かった」

ご家族に目礼をして、脇にいた訪問看護師に「お疲れ様」と声をかけ運転席に乗り込んだ。窓の外から訪問看護師が笑顔で手を振っている。医療職として在宅看取りという濃密な時間を、家族とともに共有できた満足感なのだろう。手を振り返してエンジンをかけた。

さあ、明日からも……。

●暖かいコーヒー牛乳

長年往診で診ていたあいさんが転院先の療養型病棟から施設に入所されたと聞いた。お見舞いにも行けずに申し訳ない思いが残る。

築三〇年以上の老朽化が目立つ公営住宅の一階にあいさんは住んでいた。パーキンソン病を患っているが独り暮らしだった。

「こんにちは。往診に来ました」

往診時間の最後の方だったからいつも七時をまわっていた。

待ちかねたようにあいさんはドアを開けて居間に通してくれる。私のために座布団が置いてあってそこに座るように勧める。固辞して診察を始めようとすると、あいさんは、

「寒かったでしょう。飲んでください。看護婦さんは猫舌だから少しぬるめにしました」

そう言って私たちにコーヒー牛乳を出す。湯せんをした暖かいコーヒー牛乳は往診で冷えた私と看護師の手とこころを温めてくれた。それはあいさんの気遣いだった。私はお返しにあいさんの肩をもんであげた。「ああ、罰が当たる」あいさんはそういって小柄で背中の曲がった身を固くした。二週間ごとの往診の習わしだった。あいさんを囲む私たちはひととき幸せな気分になれた。あいさんの苦労の多い人生が偲ばれた。実直で勤勉なブラシ職人だったご主人は脳梗塞で亡くなった。一人娘も糖尿病の合併症で先立った。二人とも私の患者だった。

二人の写真が仏壇の脇に飾ってある。娘さんの写真は病院の健康まつりのときに私が撮ったものだ。往診のときに私たちと一緒に撮った写真も飾ってある。体の不自由なひとり暮らしだけれど「写真に囲まれてさびしいことはない」、そう言っていたが本心はわからない。私が診ていたあいさんたち家族三人はすでにいない。思い出すと心が暖かくなる

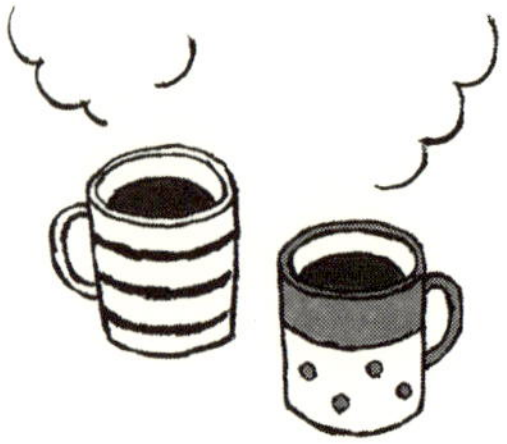

思い出を私たちに残して。

●あとを頼んだよ

午前三時五分、往診担当看護師の携帯から電話があった。

康雄さんの呼吸が止まったとご家族から連絡が入ったとのこと。素早く着替えて家を出た。篠つく雨がフロントガラスの視界を曇らせる。高速道路に入りクリニックへ急ぐ。雨に煙るナトリウム灯の列が左、右と緩やかに蛇行し車の進路を照らしている。康雄さんのことを考えていた。半月前、はじめてクリニックを受診された。病院嫌いで八三歳のこの年まで病院通いをしたことがないという康雄さんが受診を決意したのはよくよくのことだ。初診でがんを強く疑う所見があり、呼吸状態も不安定でその日のうちに基幹病院に救急搬送した。

「帰ってきたらまた診るから」

ストレッチャーに乗せられて救急車に運ばれる康雄さんにそう声をかけた。基幹病院では二週間の入院精査の結果、積極的ながん治療の適応はなく緩和医療の適応とされた。

「これからどうされますか」

入院の継続か在宅看取りかとの主治医の問いかけに、
「家に帰ってクリニックの先生に診てもらう」
と言ったという。

予後一カ月との紹介状をもらって退院。その日に初回往診したが、酸素マスクでねたきりの状態だった。思いのほか容態が悪い。一カ月どころではない。今回の退院を契機に父母の家に泊まり込み体制をとったご家族に病状説明をした。気持ちの整理がつかない息子さんたちは涙を流しながら聞いていた。昨日も往診点滴をした。意識レベルは変動し全身の浮腫も進行した。がんによる呼吸不全と肝不全による意識障害、低たんぱく血症だ。

昨夜は気になり夜九時に再度往診に行った。頻回の呼吸は呼吸不全の進行をあらわしていた。

既に意識はなかった。息子も娘も孫もひ孫も康雄さんのまわりに座り、私の診察を注視した。診察の後、別室でご家族に病状説明をした。

「これからどうなりますか」

家族の問いに、

「次第に呼吸回数が減ってきます。身体に炭酸ガスが溜まって、もはや苦しいことはないのです。看取ってあげて下さい、みんなで。なにかあれば連絡を」

そう言って家を辞したのだった。

往診担当看護師のとしえとクリニックで落ち合った。

「エンゼルセット用意した?」「はい」

亡くなった患者さんの身体を清拭するセットのことをそう呼んでいる。患家に急いだ。

臨終を告げた。ご家族は泣きながら、

「お父さんの顔、おだやかな顔やなあ。家に帰って良かったなあ」

康雄さんに問いかけるように口々にそう言った。

退院後三日。あまりの経過の早さにご家族が戸惑ったのも無理はない。康雄さんはすでに意識障害があったため往診時に私たちと話ができたわけではない。しかしそんな中でも数時間ではあったが明晰なときがあったそうだ。そのときは息子さん娘さんひとりずつに「後を頼んだよ」と言った。息子さんは「親父のこの言葉が家族をまとめてくれた」と語っていた。

奥さんはベッドサイドに座って、これまでの夫婦の歩みを康雄さんに語りかけたという。初めて会ったときのこと。結婚してからのいろいろの苦労話。康雄さんは奥さんの話をじっと聴きながらあいづちを打ち、時に訂正をした。康雄さんは人の世話をすることが好きな人だった。退職後も団地の自治会の役員を長くつとめていたという。奥さんの話を聞きながら脳裏に浮かんだイメージの数々は、きっと康雄さんのこころを和ませたに違いない。一時間近くも話していたという。この話を聞いて私はかつて担当した筋萎縮性側索硬化症の患者の言葉を思い出していた。

「病院では上から見下ろされる患者でしたが、家に帰ったら夫婦げんかもできるし子どもも叱れます」

住み慣れた自宅で人生の最後の時を過ごすなかで康雄さんは子どもたちの父として、妻のパートナーとして与えられた役割をきっちりと果たされた。そんな満足感のなかで命を全うされたと私は信じている。

●「ありがとうは」

認知症を伴うパーキンソン病末期の順さんのお宅に伺う。睡眠覚醒リズムの障害で常に意識レベルが変動しているから、食事もろくに摂れず定期点滴で脱水を予防している。今日も私たちの呼びかけにわずかに返事を返したが目は開けない。

「今日は食べましたか？」

奥さんに聞いてみた。

「ほんの二口三口。今日はだめです」

看護師が点滴の準備をする。

順さんに声をかけながら血圧をはかりパルスオキシメーターで酸素飽和度をはかる。

「心臓も肺の調子も落ち着いていますよ。しばらく点滴がまんしてね。明日は少しでも食べられると良いのにね」

席を立とうとすると奥さんは、

「こんな夜分に往診してもらってありがとうございます」

そういいながらベッドのご主人に向かって、

「ありがとうは」

ベッドのご主人は「……」。

子ども扱い。そう思ったときに思い出した。

以前、往診していた一〇五歳のおばあさんのこと。高度の認知症でねたきり全介助だった。築五〇年の市営住宅で七八歳の長女が看ていた。究極の老・老介護だ。その長女さんが言っていた。

「ものを言わない母が私を見てたったひとつ『おかあちゃん』というのです。きっと自分の母と思っているのでしょうね。その言葉を聞くと、なぜか母がとてもいとおしくなるのです」

母としての心性、母性本能が家族の介護を支える意欲の根底に流れているのだろうか。

そういえば患者に私たちへの「ありがとう」を強いる発言を男性の介護者からは聞いたことがない。

●ある日の外来三題

八〇歳のようこさん。

「今日は秋晴れのいい天気ですね。ようこさんも澄みきった青空のような気分ですか」

「グレーです」

「人生の黄昏《たそがれ》ですか」

「最初からたそがれています」

そう言って、私の顔を見てうふふと笑った。

「まああそう言わずに」

一〇年前にご主人を亡くしたえいこさんは、夫の想い出を話す。

「妙なことがあったんです。危篤状態というので息子と交代で病院に詰めていたのですが、息子から電話があって親父が棺桶を用意しとけと言ったと。いそいで駆け付けたらその晩に亡くなりました。その日と自分でわかっていたのかしら」

「おそらくご自分で漠然と死期を悟ってられたのではないでしょうか。その日とは思わなかったにせよ」

「言われなくてもいるときは準備するのにねえ」


六五歳になった脳性マヒの山之内さん。役所からの肺炎球菌ワクチン助成のはがきを持ってやってきた。五年間有効といわれるワクチン。市の助成のおかげで生協組合員価格一五〇〇〇円で提供できる。

「高齢者の死亡原因第三位ですからワクチン接種の価値は大きいと思いますよ」と私。

「これまでも打ちたいと思っていましたが、なにしろ高価だったから。生協組合員でも六〇〇〇円。私らにはとても払えませんよ。この機会に打っておこうと思ったのも、私の知り合いで亡くなった脳性マヒの人は、がんのひとりを除いてみんな肺炎で死んでますからね。脳性マヒに限って言うと私は肺炎が死因の断然トップと思っています」

そんな統計はないがおそらく真実だろう。現代医学では予防も治療もできる疾患となった肺炎だが、脳性マヒの障害を持つ人の主要な死因であるという。

何十年前の日本ではないのだ。ここには、分け入って聞き耳を立てなければ決して聞こえてこない「いのちの不平等」の現実がある。

●おにぎり

木曜日。いつものように六時二〇分の目覚ましの音で目を覚まし、朝食をすませ六時五〇分に家を出た。高速道路を走り、八尾市街を通り抜け七時五〇分にクリニックに着き、白衣に着替える。待合室のカギを開け、照明とテレビをつけ患者さんを待つ。八時五〇分の朝の朝礼まで書類書きをする。朝礼を「今日もよろしくお願いします」で締め、午前診療が始まる。

午後二時に午前診療が終わり、クリニックの三階にあるグループホームへ君代さんの診察に行く。九二歳の君代さんは足の骨折を契機に食が細くなり、意識レベルも徐々に低下してきた。ご家族とも相談し最低限の点滴でグループホームでの看取りを選択した。それから一カ月半、それなりの安定を保って今日まで来ていた。「一度は車いすに乗せてデイルームに出してあげたいね」とスタッフと話していた。

診察のとき自力で出せない咽頭の痰を吸引した。バイタルサイン（脈拍、呼吸、体温、血圧、意識レベルなどの生命徴候）は変わりなかった。遅い昼食をかきこんで往診車に乗り込む。新規の往診依頼があったため時間がかかりクリニックに帰りついたのは八時。高速を走り九時三〇分帰宅。夕食と入浴を済ませ一二時前就寝。

間もなく枕元の携帯が鳴った。クリニックの緊急携帯からだ。君代さんの呼吸状態が不安定とグループホームのスタッフより連絡があったとのこと。担当看護師に走ってもらう。一時前、看護師から下顎呼吸が始まったとの電話がある。ご家族への連絡を指示し高速を走る。グループホームに着くとすでにご家族が来室されていた。臨終を告げた。壁には生前の君代さんの写真、孫、ひ孫たちの写真、ひいおばあちゃんへの手紙などが掛けてある。そういうものに囲まれて君代さんは逝った。穏やかな安らかな最期だった。

三時五〇分、グループホーム職員、私と看護師で葬儀社の車を見送る。

「お世話になりました。またあらためて」

ご家族のあいさつに黙礼した。

この時間では自宅まで帰れない。職員休憩室の畳のうえで仮眠した。朝七時、目を覚ますと、机の上に塩昆布を握りこんだ三つのおにぎりがあり、手紙が添えてあった。

大井先生へ
お疲れ様です。少しですが差し入れをお持ちしました。
グループホームの呼び出しにありがとうございました。
AM　六時一五分

こころに沁みる。

●究極の独り暮らし

在宅患者のTさんは松山千春の熱心なファンだから千春ちゃんとしておく。年よりずいぶん若くみえるが今年五一歳になる女性だ。重度のアテトーゼ型脳性マヒ*でねたきり、寝返りもできない。四肢体幹の随意運動は頚部回旋のみ可能でＡＤＬ**（身辺処理）全介助が必要だ。重度の構音障害を合併し発語できるのは単語レベルにとどまり、とても聴きとりにくい。理解障害はなく、判断力も正常である。喜怒哀楽も明瞭である。仙骨部に床ずれができやすくエアマットで予防している。

七年前彼女は独り暮らしを決意し、それまで生活していたグループホームを退所した。以来、七年間マンションの一室でヘルパーさんの介護を受け生活している。私の往診も今年で八年目に入っている。

　松山千春のポスターが張り巡らしてある部屋に入って「千春ちゃん」と呼びかけると満面の笑みを浮かべて迎えてくれる。ヘルパーさんに同伴してもらって毎年二回のコンサートに行くことが彼女の唯一の楽しみだ。優先席のリクライニング車いすでステージを眺める。帰宅後感想を聞いてみる。「良かった？」と聞くと笑顔でうなずくが古い歌が少なかったので物足りなかったともいう。懐メロ歌手と言われるのもしゃくだからと新曲を歌おうとするのだが、ファンの想いとはずれがある。松山千春も大変だ。

　千春ちゃんの日課は朝八時にヘルパーさんがやってきておむつを替え、着替えをしたあと全介助で朝食を食べ、九時にデイサービスに行く。四時に帰宅しヘルパーさんが迎えてくれる。洗濯、掃除、夕食の準備をしてくれて六時に夕食を食べる。夕食後テレビを見るが、ヘルパーさんは一〇時になるとテレビのタイマーをセットし、厚いおむつをあて、室内灯を豆電球にして帰宅する。千春ちゃんはそれからはまったくの独りだ。一〇時間、身動きのできない、声も十分出せない身体で、早朝、タイマーでテレビのスイッチが入りヘルパーさんがやってくるまで。電話機能のある環境制御装置を導入しようとしたが、操作が微妙で実用に至らず放置してある。

「七年間よくがんばったね」

そう言ったらにこにこ笑っている。その笑顔は「がんばったつもりはない。こわいこともない。これが私の望んでいた生活なの」と言っているかのように。

援助か自立かではなく、「援助を受けての人としての自立」ということを考えさせられる。

＊アテトーゼ型脳性マヒ
「脳性マヒとは、生後四週間以内に生じた脳の非進行性病変に基づく永続的なしかし変化しうる運動および姿勢の異常である」（厚生労働省）。そのうち四肢の筋緊張の異常に伴い意思にかかわらず四肢体幹が動いてしまうアテトーゼという不随意運動が主にみられるもの。構音障害を伴うことが多い。
＊＊ＡＤＬ（身辺処理）
一人の人間が独立して生活するために行う基本的な毎日繰り返される日常生活動作のことで、食事、排泄、服の着替え、整容（歯磨き、洗顔など）、入浴、寝返り、起き上がり、起立、歩行などがあげられる。

●お茶飲めへんのはかわいそう

「千春ちゃん」の往診に行った。一一月の松山千春コンサートのチケットが取れて喜んでいるとヘルパーさんが話す。

「この子は運のええ子や。いつもチケット当たるねん」

「千春ちゃん」はにっこりとほほ笑んだ。

千春ちゃんの枕元にチューブが見えた。それは径八ミリの柔らかいシリコンチューブでチューブの中には細い被覆ステンレス線が入れてある。自由に曲げられ、形状が固定できる。長さは八〇センチ程度で端は五〇〇ミリリットルのペットボトルにつないである。中にはお茶が入っている。千春ちゃんが頸を回すとチューブの先がくわえられて、いつでもお茶が飲める。

「夜ひとりのとき、千春ちゃん、お茶が飲めへんとかわいそうやろ。それで作ってん」

ヘルパーさんの卓抜なアイデアに感心した。

夕食後、食器のかたづけをすませたヘルパーさんは、千春ちゃんと一緒にテレビを見る。番組を見ながら千春ちゃんに話しかける。普通の家族のように。短い時間であっても生活を共にしているのだ。それが千春ちゃんを安心させ、一〇時間の孤独に耐える力となっている。そして、その生活の中からヘルパーさんは「夜ひとりでお茶が飲めへんのはかわいそう」と気付き、千春ちゃんのできることを評価し、頸を回すことでひとりで水が飲める装置を工夫した。すばらしい「生活の知恵」「介護の知恵」だ。

介護はその労働内容だけでなく、利用者と生活を共にすることに大きな意味があると思う。

●かゆいところに手が届かない

「つらいのは身体がかゆいことや。自分で掻かれへんから職員呼ぶんやが、夜なんか、なかなか来てくれへん。いらいらするんや」

筋萎縮性側索硬化症患者の福治さんは施設に入所している。手足の自由が利かないため、かゆいところがあっても自分で掻けない。いらいらして音声スイッチで職員を呼ぶ。夜間、職員はひとり体制だから呼ばれてもすぐには行けないことが多い。不機嫌な福治さんの顔と困惑する職員の顔が目に浮かぶ。そんな毎日なのだ。

「目薬入れて」

同じ病気の祥子さんはアレルギー性結膜炎で目がかゆくなる。手足が不自由だから普段日中の点眼はヘルパーが来たときだけ。今日は診察室でも入れてあげた。

気管切開人工呼吸器管理中の賢治さんは類天疱瘡という皮膚病でステロイド治療中だ。

「かゆいのはつらいでしょう」

私がそう言ったら、唯一自分の意思で動かせる瞼を閉じ「そうだ」と答えた。

筋萎縮性側索硬化症はその名の通り四肢体幹の筋肉が萎縮して随意運動が障害され、ついには呼吸筋マヒに至る原因不明の病気だが感覚障害はない。痛い、熱い、冷たい、手を触られているなどすべてわかる。かゆいという感覚も正常だ。不快な感覚は誰にとってもつらいものだが、自分で手を当てることで軽減できることは誰でも知っている。自分でやっても、人にやってもらっても同じことだ。「手当て」というではないか。とりわけ皮膚がかゆいときには手で掻くことによって紛らわすことができる。当たり前のことなので普通は誰も意識しない。私たちは一日に何回かからだのどこかを掻いていることだろう。それができなくなって初めてつらさがわかってくる。この病気では感覚が障害されないので、ときにその機能さえが恨めしく思えてしまう。

「かゆいところに手が届かない」目で見ていても決してわからない、患者さんのいらだちと苦痛を想う。

●介護施設で看取るためには

四年前、私たちは末期がん患者のグループホームでの看取りをはじめて経験した。介護職員を対象に、その経験の「ふりかえり」のために作成した文章を紹介したい。

末期がん患者のグループホームでの看取りを可能にする条件
――主治医からケアワーカーのみなさんへ

「終の棲家」として、このグループホームを選ばれた利用者さんに、在宅での看取りと同じように家族に見守られてその人らしい最後が迎えられるような援助がしたい。

これが私たちの目標でした。問題はどのようにしてこの「願い」を実現するかです。がん末期の看取りはその大部分は病院で、少数は在宅で行われていますが、施設ではあまり例がないようです。その理由はがんの末期にはしばしば耐えがたい痛みや不安に襲われ、寝られない、食事が摂れなくなる、次第に動けなくなり身辺処理に不自由する、などといった心身がきわめて不安定な状態に陥ります。原疾患に対する治療ができない以上症状の緩和を目的とした緩和医療が通常、病院の緩和ケア病棟で行われます。

したがって末期がんで痛みも出てきて介護量も増加してくると普通は病院への

入院ということになります。対応困難という施設側の事情を話し、ご家族の了解を得ればそのようになるのですが、認知症のある利用者様にしてみれば人生の最後を見ず知らずの人たちのいる病院への入院という「環境の激変」に耐えられるのでしょうか。認知症患者ケアの原則は慣れ親しんだ場所と日課と人間関係をできる限り維持することにあるのではないでしょうか。人生の最後にがんという不幸に見舞われた患者・利用者様に私たちの側の事情で不幸の追い打ちをかけるようなことはしたくない。

このように考えてくると私たち医療スタッフのテーマは、「介護施設においてどのような緩和医療が可能か」ということになりました。

このことを考える際にはがん末期の患者の在宅看取りの経験が役に立ちます。八尾クリニックでは二四時間対応を基本とした「在宅療養支援診療所」として在宅患者の訪問診療、臨時往診などの療養支援を行い、末期がん患者の在宅看取りも経験しています。在宅看取りの期間はおおむね一カ月前後です。必要とされる条件を挙げます。

一．本人および家族が在宅看取りを希望されること。

二．痛み、呼吸困難、嘔気《おうき》、嘔吐、不眠、不安など様々な患者を苦しめる症状の緩和がはかれること。種々の薬物療法、在宅酸素療法、最終的には麻薬の持続皮下注射なども要する。

三．必要最小限の栄養補給が可能なこと。経口摂取困難ないし不能であれば点滴となる。

四．常時介護者が在宅していること。患者を一人にしない。

五．「在宅療養支援診療所」「訪問看護ステーション」による医師、看護師の二四時間対応可能な支援体制があること。

私たちの場合、グループホームを往診先と考えれば四の条件がクリアできればグループホームでの末期がん患者の看取りは可能になるという結論に達しました。

そこで患者さんの妹さんへ協力を依頼し、最後の三週間居室に泊り込んでいただけました。このことがグループホームでの看取りを可能にした最大の要因であったと考えています。

「自分（兄）がここにいて良かったなと思える最期だったらいいと思います」

そのときの心境を語る妹さんの言葉です。

高齢化社会の中で「終の棲家」としてグループホームへの期待は今後も高まり、求められる「生活の質」も向上していくでしょう。その中にはどのように「死」を迎えたいかということも含まれます。そのことをもはや明言できなくなった認知症の利用者様にあってはご家族と私たちスタッフの想像力が問われるのではないでしょうか。

最後に、グループホームでの看取りに必要な手順について私の考えを記します。

一．グループホームでの看取りについて本人、家族の希望を確認する。

二．なぜこの課題に取り組むかを介護スタッフ間で十分話し合い方針を確認する。

三．ケアマネージャを通して「在宅療養支援診療所」からの往診、「訪問看護ステーション」からの訪問看護を依頼する。

四．医療スタッフ、介護スタッフ間の業務分担と緊密な情報交換をおこなう。「看取りチーム」としての一体感が大切。

五．ご家族へ期間を限定した介護協力を要請する。

グループホームでの看取りの中でも末期がんの場合は医師に在宅緩和医療の経験が必要など困難ではありますが、上記の手順を踏めばできない課題ではありりません。

「何とか自分はそんなに人に迷惑かけんで生きていける。みんなひとりひとりはそう思ってる。でも、今回兄の件でほんまに人の温かさ、人のありがたさをものすごく感じました、ここに来て」

この妹さんの言葉は、患者・利用者様の医療、介護に携わる私たちをどれほど励ますことでしょう。体験を語り合うなかで、この喜びを共有できる介護と医療のチームワークが多くの施設に広がっていくこと、それが私たちの願いです。

今回取り上げた末期がん患者の看取りだけでなく、介護の現場には介護と医療が連携すれば実現できる利用者様やご家族のさまざまな願い（求められるもの）が潜在しています。このような願いにしっかりと向き合っていける医療、介護従事者でありたいですね。

●しゃべりたい

呼吸筋マヒのため気管切開した筋萎縮性側索硬化症の患者は、しゃべる（発語）機能を失う。そこで、呼吸不全の程度によっては人工呼吸器は夜間のみ装着し、日中は気管カニューレを、呼吸補助ができないスピーチカニューレに交換することでしゃべる機能が維持できる。しかしこの方法は常時専門職のケアが受けられる入院中はともかく、在宅療養で可能かどうかが問題となる。

昭さんは四年前しゃべりにくくなり、次いで飲み込みが障害され、翌年からは四肢体幹の筋力低下が発現し、大阪市内の基幹病院神経内科に精査目的で入院した。入院中急激に呼吸不全が進み、気管切開、人工呼吸器管理となった。胃ろうを造設し経腸栄養を開始した。日中は酸素療法だけにして、気管カニューレをスピーチカニューレに交換して、発語を可能にした。夜間に再度、気管カニューレに交換し人工呼吸器を装着する。状態も安定したので病院では退院先の検討に入ったが、一日二回の気管カニューレ交換をしてくれる長期療養可能な受け入れ病院は皆無であった。奥さんは可能であれば自宅に引き取りたいとのことで、当院へケア内容の継続を含む在宅療養担当医の依頼があって応諾した。

さっそく往診を開始した。患者さんの要望は、朝の九時に気管カニューレからスピーチカニューレに交換してほしいとのこと。往診もクリニックへの送迎も朝の九時では無理だ。そこで月曜から金曜までの週四回のみ交換することで合意。朝は介護タクシーを使用していただくこととし、クリニックで気管カニューレをスピーチカニューレに交換、夕方は往診してスピーチカニューレを気管カニューレに交換することにした。

しかし、問題は費用負担だった。週四回介護タクシーで通院すると、一五〇〇円×四回×四週で一カ月二万四〇〇〇円もかかる。これではたまらんと、スピーチ機能の付いたカニューレへの変更など、気管カニューレをスピーチカニューレに交換しなくてもよい方法を試みたがうまくいかなかった。

そこで通院のストレスと経済的負担の軽減のため、奥さんに介護指導して月曜日から金曜日まで週四回、自宅で朝のカニューレ交換をしてもらうことにした。そのうえで週四回夕方往診して、主治医がスピーチカニューレの抜去と気管カニューレの挿入を行う。まだ上肢、手指の随意運動が可能であった昭さん本人が、奥さんの持つ鏡を見ながら、気管カニューレの抜去とスピーチカニューレの挿入ができるように、担当看護師が作成した手順イラストを参照しながら看護師の指導のもとで何回も練習した。インスリン自己注射の指導と同じことだ。毎日奥さんに「駄目出し」をしていた昭さんからついにＯＫが出た。これなら家でもできる。昭さんは週四回の制限はあるが家で日中しゃべることができる。奥さんと会話ができる。

この状態が半年以上続いた。現在は、原疾患の進行と合併症のため終日人工呼吸器管理となり、残念ながらしゃべることはできない。しゃべるという人間としてあたりまえの機能が制限された患者に、たとえ期間限定であっても、可能な限り機能の回復を目指すことは神経難病リハビリテーションの目標だ。

しゃべれないことのもどかしさを考えれば、考えてもわからないというなら何時間か自らしゃべることを禁じてみるとよい。

入院ではできなくて在宅でできることは多い。そこには生活があるからだ。しかし入院ではできて在宅で困難なことも多くある。必要とされる医療や医療的ケアが在宅では提供困難な場合だ。主としてマンパワーの多寡による。入院でできて在宅で困難なことをいかに少なくすることができるか。在宅医療を望む患者や家族の願いに応えるために、私たちの模索と努力は続けられる。

●ステージ（病期）

運動ニューロン病と呼ばれる疾患は、運動神経が選択的に変性、脱落するために筋力が低下していく疾患の総称で、その代表的な疾患がＡＬＳ（筋萎縮性側索硬化症）である。ＡＬＳは脊髄、脳幹、大脳の運動ニューロンが変性する成人発症の疾患で、進行性の筋萎縮を呈し、平均三〜五年以内に呼吸筋マヒで死亡する。しかし一九八〇年代に入って人工呼吸器、胃ろうなどの医療・ケアの進歩により長期療養が可能になってきた。つまりALSの呼吸筋マヒはALSのターミナル（終末＝死）ではなくて、ALSという病気の中の対策可能な障害の一つで、ALSの全臨床経過の一つの過程となった。この視点でALSの全体像をとらえなおし、医療・ケアのあり方を考えていくながれが、在宅医療の現場でも徐々に定着しつつある。ALSの治療法はないが、この疾患によっておこる障害の進行程度に応じた種々の手立てがある。病気の進行度（病期）に応じた在宅療養支援のあらすじを見てみよう。

歩行障害にはリハビリテーション訓練、装具、歩行補助具、車いすの導入、手すりの設置、段差の解消、便所、浴室などの住宅改造で対応できる。嚥下障害に対しては嚥下のリハビリテーション訓練、食形態の工夫、胃ろうなど経腸栄養の導入がある。さらに進行して呼吸障害が現れたら呼吸器リハビリテーション訓練、痰吸引指導、マスク型人工呼吸器、在宅酸素療法の導入、さらに気管切開人工呼吸器装着などがある。コミュニケーション障害に対してはコミュニケーションエイド、最終的には意思伝達装置の導入。個々の支援内容は十分な説明のうえ、患者の自己決定権を尊重しながら家族の同意を得て決められる。十分な介護体制が作れるかどうかも対策導入の重要な要件である。

訪問看護師さんの紹介で、当院外来に来られた泰三さんは初発症状の歩行障害のため、大阪市内の病院神経内科でこの病気の診断がついた。そこの外来に通っていたが短時間の診察でこの病気についてなにも教えてもらえず、いろいろ聞きたいことがあっても聞ける雰囲気ではなかったという。診察すると、独歩可能だが不安定、軽度の構音障害があった。自宅への訪問を約束し、家屋評価を兼ねて自宅で第一回目のサービス担当者会議を開くことにした。

メンバーは主治医（私）、ケアマネジャー、訪問看護師、訪問ヘルパー、理学療法士、泰三さんとご家族だ。「この階段は急やな」「便所の出入りは大丈夫?」「段差どうする?」など、みんなでガヤガヤと家屋評価をしたあと、泰三さんを中心に輪になって座った。

泰三さん用に作った病状説明の資料に沿って、病気のこと、病気によって起こる障害のこと、治療法はないが障害に対する対策はいろいろ手立てがあること、私たち泰三さんのケアを担当するチームが、泰三さんとご家族の在宅療養を支えていくことなど、時間をかけて話した。このような病状説明をなんども丁寧に尽くさないと、ALSなどの神経難病に患者が向き合うことはできない。最後に泰三さんを囲んで記念写真を撮った。「チーム泰三」の誕生だ。泰三さんは上機嫌で「俺はこの病気を克服するぞ」と気勢を挙げた。

何カ月か経った。徐々に呼吸状態が悪くなり、外来での酸素飽和度が九二パーセント前後となったので、夜間のみマスク型人工呼吸器の導入を決めた。短期入院が望ましいが、事情で在宅での導入を行った。人工呼吸器と酸素濃縮器を業者と一緒に自宅に運んだ。ベッドを動かし機器を設置し、鼻マスクを装着した。業者のK青年がスイッチを入れフィッティングを確認した。

K青年が奥さんに操作法を指導する。奥さんは懸命に操作を覚えようとしている。

「人工呼吸器の加湿器には毎日滅菌精製水を入れます。薬局に売っています」

泰三さんはそれを見て、

「ここの水をお酒に変えたら酔えるかな。ここに毒を盛られたらいちころや」

奥さんの方に目をやり、いたずらっぽい表情で、

「やりかねんぞー」

そう言ってみんなを笑わせた。

以前よりコンパクトになったとはいえ、ものものしい機器がベッド回りに設置された。これらの機器がこれからの泰三さんのいのちをつなぐのだ。病気と障害のステージが確実に一段階上がったのだ。そのことは誰の目にも明らかであった。けれど誰もそのことには触れなかった。笑いの裏には不安があった。

「なにかあれば何時でもすぐ来ますから呼んでください」

学生時代ラグビーをやっていたというK青年が快活に話しかけた。使命感に燃えてい

る。

「泰三さん、そのうち慣れるからあせらずにぼちぼちいきましょう」

そう言って私は笑顔で泰三さんと奥さんを励ました。

●サービス担当者会議

夜間の人工呼吸器の導入を契機に泰三さんのサービス担当者会議を開いた。自宅に集まったのはケアマネジャー、訪問看護師、訪問セラピスト、住宅改造・福祉用具担当者、呼吸器担当業者（前回登場のK君）、泰三さんのお兄さんご夫婦、泰三さんご夫婦、それに主治医の私。泰三さんのベッドからトイレに行くための平行棒で狭くなった部屋に、みんなは車座に座った。座れずに立っている人もいる。

サービス担当者会議は患者さんの家で、患者とご家族を含めて実施することにしている。患者さんやご家族に病気のこと、障害のこと、何も隠しごとをせず、その共通認識のうえで私たちケアチームがどのような援助ができるのかを話し合うことが大切と思っているからだ。参加メンバーがそれぞれ自己紹介をした後、私から病気と障害の現状と夜間のマスク型呼吸器導入の経過を話した。各スタッフからそれぞれ現状報告がされた。呼吸器業者のK君にもみんなのまえで人工呼吸器の説明をしてもらった。その間、泰三さんはときどき面白いことを言ってみんなを笑わせた。

入浴の現状がシャワーということで、浴槽にもつかれるようにデイケア、デイサービス参加を勧めたが泰三さんはいやとのこと。

「だったら自宅の浴槽に昇降機能付きバスボードの設置はできますが」

と福祉用具担当者。

「奥さんだけで介助が大変なら訪問看護師が手伝いますよ」

「おれは女房以外に裸を見せたくない」

「訪看さんは目隠しをしてはいったら?」

笑いがみんなを包む。

「シャワーだけで寒くなったらまた言ってね」

泰三さん夫婦に良い援助がしたい。しかし決してサービスを押しつけない。会議の終わりにみんなで在宅療養支援「チーム泰三」の記念写真を撮った。

私は既視感に捉われていた。学生時代のセツルメント活動で地域活動をしていたときの状景を思い出していた。貧困家庭の子どもたちに私たちは何ができるかを悩みながら家庭訪問をして、狭い部屋の中で子どもたちと遊んだり勉強を教えたりしたときのことだ。家庭に入り、子どもたちや家族の現状に身を寄せ思いを寄せて、家族とともに輪を作り、みんなの輪の中で自分たちに何ができるかを考えた。セツルメント活動の体験は、その後の私の「生き方」の原点になった。そして、それはいま私の人生の「到達点」になっている。

●たった一日の戦場

今年も終戦記念日が来た。かろうじて戦後生まれだから直接の戦争体験はない。しかしかつて聴いた戦争体験のなかで、忘れられない思い出としてこの時期になるとよみがえってくるものがある。

一〇年以上前に往診していた在宅患者の栄さんは元海軍少年飛行兵だ。

軍国少年だった栄さんは、飛行兵を目指して霞ヶ浦海軍航空隊練習航空隊に入隊した。一七歳だった。初歩的な訓練を終え、複葉の九三式中間練習機の訓練を経て、フロートを持つ九三式水上中間練習機の訓練を始めた。練習機の訓練終了後、潜水艦に搭載可能な零式小型水上機という実戦機による訓練を受けた。七カ月の促成訓練で実戦に配備された。

潜水艦に乗艦し既に制海権も制空権も失った太平洋上の目的地まで到達した。潜水艦は浮上し、零式小型水上機を組立て乗り込んだ。少年飛行兵として初めての任務は周辺海域の偵察、索敵行動だった。飛び立って程なく前方に機影が見えた。五機以上いたという。艦載機グラマンだった。しまったと思った。飛行機の性能が違いすぎる。最高速度が二〇〇キロ台の水上機では逃げることもできない。あっと気付いたときには機銃掃射を受け、機体が急降下し始め、海面が見る見る近づいてきた。と同時に右腕に焼けるような痛みが走ったという。

「栄さん、そのときどんなことを思いましたか。おかあさんとさけびましたか」

「そんなことは言わん。天皇陛下万歳、皇后陛下万歳と言った。そこから後はわからん」

気を失った栄さんが次に気がついたとき、上からアメリカの水兵が自分を見下ろしているのが見えた。そこはアメリカの軍艦の甲板だった。右腕がなかった。自分が生きているのが不思議だった。アメリカ本土の病院で手術を受け捕虜収容所に収容され、戦後傷痍軍人として復員した。

栄さんは自らの戦争体験を淡々と語った。戦後、それからの苦労は語るまでもない。

一七歳の少年が体験した、たった一日の戦場だった。

●ダブルメロンパン

在宅患者春彦さんは脳卒中で重度の片マヒがある。併発したアルツハイマー型認知症のため重度の認知機能低下を伴い、ねたきりで日常生活動作には全介助が必要だ。奥さんが身の回りの世話をしているが、自身も軽度の認知機能低下があるため、夫婦二人の在宅生活維持には介護サービス利用が必須となっている。老・認介護から認・認介護に移行しつつあり目が離せない状況だ。先日も水道局員を装ったセールスマンに、水質の検査をするといって家に上がりこまれそうになった。その奥さんが言う。

「このひとはダブルメロンパンしか食べません。あとは牛乳ぐらい。ごはんでもおかずでもほかのものは受け付けません」

そんな状態が一年以上続いている。

「ダブルメロンパンはどこでも売っているものではないので、毎日駅前の商店街の決まったお店で娘が買うて届けてくれます」

「ほかのものは」と聞いても春彦さんはただにこにことうなずくだけ。

往診車に戻って、ダブルメロンパンてどんなパンやろ。メロンパンの中にメロンの味がするクリームが入ってる、いやいやコッペパンの形で切れ目がふたつあって別々のクリームがはさんであるもの。想像をたくましくして話し合った。

私は古い記憶をたどっていた。二〇年以上前になるが、認知症を患う高齢の女性で二年間「サンリッパン」という角形の小さなパンと牛乳だけで存命された患者さんを思い出した。その人もほかのものを口に入れるとぺっぺと吐き出していた。なぜこんなことが起こるのだろう。

アルツハイマー型認知症ではしばしば味覚障害、嗅覚障害が合併することは知られている。味がわかりにくい、においがわかりにくい、だからさらに味がわかりにくくなる。しかしなぜダブルメロンパンだけ食べられるのか。

おそらく「こだわり」が関係しているように思う。自閉症患者にみられる「こだわり」、すなわち同一物、同一環境、同一手順に対する執着（それらを変えることを極端に嫌がる）は、アルツハイマー型認知症患者にもしばしばみられる高次脳機能障害のひとつだ。

このような障害が相互に関連して「ダブルメロンパン」の原因となっているかもしれない。

それがなぜダブルメロンパンなのかは春彦さんだけにしかわからない。しかしその理由を春彦さんが言語化することはすでにできない。

●チャールストンの夢

伊藤伝右衛門は、明治、大正、昭和を生きた最後の炭坑王である。筑前国穂波郡（現飯塚市）に生まれ、貧困のなか教育も受けられず刻苦勉励、炭坑夫として炭坑採掘に従事し、ついに父とともに炭坑経営に至る。事業は軌道に乗り、衆議院議員に出馬して当選、筑豊の五大鉱山主の一人として麻生家（明治期、福岡県飯塚市に「麻生炭鉱」を創業した一族）などと覇を競った。明治末年には柳原伯爵妹の柳原白蓮と再婚する。一〇年後、白蓮は愛人のもとに去り、離婚。世にいう「白蓮事件」である。

NHK連続テレビ小説「アンと花子」で、別れた伝右衛門（ドラマでは嘉納伝助）が白蓮（ドラマでは葉山蓮子）に再会する場面がある。

「蓮子、今は幸せか」

「はい」

「そうか……」

炭坑王として名をはせた男の矜持《きょうじ》をみる名場面であった。

九〇歳になる在宅患者美智子さんは認知症と慢性心不全があり、ほとんどの時間をベッド上で過ごしている。たえずあえぐような呼吸をしていて、トイレに行った後はさらに激しくなる。苦しげな息遣いと表情が介護にあたっている娘さんの心労の種となっている。

往診の際、酸素飽和度を測ってみた。確かにトイレ歩行後は少し下がるが、すぐ正常範囲にもどる。ご家族には呼吸困難感はあるとは思いますが、安静時の心肺機能は落ち着いているから心配しないでと説明している。食が細いので経腸栄養剤の経口摂取を促し、脱水を考慮しときどき点滴をしている。体調を聞くと苦しげな表情を崩さない美智子さんに、あるとき故郷の話を聞いてみた。

「北九州、遠賀川の近くで生まれてね。伊藤の一族の出。小さいころは男勝りで男の子をつれて木登りなどよくしたの。父が伝右衛門さんにかわいがってもらっていたから海外によく行っていた。伝右衛門さんのお屋敷に招かれてチャールストンを踊ったわ。それから女学校で勉強して教師の資格をとって小学校で教えたの」

堰を切ったように生き生きとした表情で話された。不思議なことに話し始めるまであった、ゼーゼーと絶え間のない苦しげな呼吸は影を潜めていた。

「こんなお話よくされるの」

娘さんに聞いてみた。

「耳にタコほど」

そうだ。耳にタコができるほど話してきたから記憶が強化され、八〇年前の体験が生きとよみがえり語れるのだ。子どものときの忘れがたい楽しい思い出を語ることによって、美智子さんは幸せになれるのだ。

子どものときの楽しい思い出は人生の晩秋を明るくしてくれる。たとえ重度の認知症の患者さんであっても。

●できたら一緒によろこんであげてね

高血圧と脂質異常症で外来通院していた忠雄さん。二月に脳梗塞を起こして入院したが、幸い後遺症として残った左マヒは軽度で杖歩行レベルで退院された。外来通院を再開。

「忠雄さん、家の生活にも慣れましたか」

「なんとかできています。何かともどかしいですが」

「焦らずにこれからできることを増やしていきましょうね」

診察をすませて忠雄さんが出て行ったあとで、残った奥さんが言う。

「ちっとも私の言うことを聞かないのです。注意が散漫というか、よく歩いていてぶつかったりするので、『ちゃんと見てないといかん』と注意すると、『うるさい』と言われるのです」

「奥さん、それは左マヒの人に見られる注意機能の障害なのです。自分の左にあるものに注意が向きにくいのです」

「失禁が怖いのか昼でもリハビリパンツをはいているの。そろそろ外したらというと怒るのです」

「ご主人はきっとリハビリパンツをはずしたいと思ってます。でもまだ自信がないのでしょう。脳卒中を患って、今までできていたことができなくなってしまった。できなくなったことを確かめるような、そんな気分の毎日なのでしょう。ご主人にとってはできないことを注意されるのはつらいのです。よくなってほしいとの願いからの言葉であっても、その奥さんの言葉がこたえるのです」

「そうですか。私は主人によくなってほしい。それだけなのに」

「気分を変えてご夫婦で小旅行にでも行かれたら」

「以前はよく夫婦で出かけていました。そういえば先日、主人もそんなことを言ったので、リハビリパンツだったら、恥ずかしくてお風呂にも入れないでしょと言ってしまいました」

「今のままでも大浴場でなくて家族風呂だったら入れると思いますよ。今できないことを指摘してつらい思いをさせるよりも、新しいことに挑戦して、たとえば家族旅行に行って楽しめたらご主人の自信にもつながります。できないことを確かめるより、今できることを探して、それを増やしていく。どうしたらできるかを考えていく。そんなふうにご主人の気持ちが変わるように、できたら一緒に喜んであげてね」

「旅行に行ってみようかしら」

奥さんの表情に少し明るさが射した。

●デング熱と肋骨骨折

朝、テレビを見ていると、コンクールでフルート演奏中の女性のこめかみに一匹の蝶がとまった。彼女はそれが何か分からないまま追い払おうと瞬きを繰り返した。しかし演奏を中止することなく最後までがんばった。蝶も最後まで飛び立つことはなかった。この映像はユーチューブで世界中に配信され賞賛の声がわきおこった。結果は堂々の二位だったとのこと。

「えらい！」

その日の外来。

アテトーゼ型脳性マヒを持つ和夫さんは頸椎症性頸髄症による四肢マヒも合併し、歩行が不安定で上肢もマヒがあり、近距離の移動手段は自転車だ。その和夫さんが、

「今朝テレビでデング熱のニュースを見たんです。外出しようと自転車に乗って走っていたら右手の甲に蚊がとまった。ヒトスジシマカかもと思ってじっと観察していたら、ハンドルを切り損ねて側溝にはまったの。強く胸を打って病院に行ったら肋骨二本折れてると言われました。治るまでどれくらいかかりますか」

「まあ、一カ月コースやねえ」

「ええ？　あと一カ月もかかるんですか。まだデング熱の方が……」

●はげましとねぎらい

末期がんと宣告された八〇歳の幸次郎さんは死期を悟ったのか、自宅での療養を希望され退院となった。当院に紹介があり退院翌日から往診を開始した。幸次郎さんは居間のソファーに座り私たちを迎えてくれた。

現役時代はビジネスマンとして全国を駆け巡ったという。年より若く見え磊落《らいらく》な偉丈夫だった。嘔吐と腹満、排便困難が続いている。食事を分割して少量ずつ摂ってもらい、経口栄養剤を補食として処方した。鎮痛剤でがんの痛みはコントロールされていた。食欲がなく嘔気《おうき》の強いときは幸次郎さんの希望を確認し点滴をした。診察を終え家を出るとき私たちに奥さんがそっと聞いた。

「いつまでもつでしょうか」

「家でお正月が迎えられたらいいですね」

徐々に衰弱が目立つようになりベッド臥床の時間が増えてきていた。しかし年末の往診のときには少し無理をして応接間に出てきてソファーに座った。痛みの訴えも少なく我慢強い患者だった。

年初めの往診にはベッドからは起きられず腹部の苦痛を訴えた。経口モルヒネの増量を指示し、座薬への変更を予定した。嚥下困難がすすんできていた。

翌日、クリニックへ連絡があった。

往診してみると幸次郎さんの意識はなく、喘ぐような呼吸は死期が近いことを示していた。

ベッドを囲む奥さんをはじめご家族に言った。

「痛みや苦しさはすでに感じておられないと思います。皆さんで看取ってあげて下さい。何か変化があればすぐご連絡を」

そう言って夜間外来に戻った。インフルエンザの予防接種の患者も含め外来は混雑していた。九時半に外来が終了し、クリニックに残ろうかとも思ったが結局帰宅した。

深夜、クリニック往診担当看護師から連絡があり幸次郎さんの家に急いだ。幸次郎さんは静かにベッドに横たわっていた。バイタルサインを確認し臨終を告げた。穏やかな死顔だった。

「八〇年の人生でねたきりになったのは最期のたった四日だけ。年末には近所の知人宅まであいさつに行くと自分で歩いて行きました。元旦には機嫌もよく家族とよくしゃべりました。痛みがつらかったのも二、三日。我慢強いお父さんでした」

そんな会話の後、息子さんに聞いてみた。

「夕方の往診のあとはどうでした?」

「孫が見舞いに来て声をかけたら急に目を開けて『がんばれ』と言いました。横にいた母に『世話になったな。世話になったな』と二回繰り返しました。それが最後の言葉です」

立派に独り立ちした息子や娘にはあえて言葉を残すこともなく、幸次郎さんは人生の最期に孫をはげまし、妻をねぎらう言葉を残した。

はげましはげまされ、ねぎらいねぎらわれ。

人として生きるためには欠かすことのできない行為であろう。人生を生き切った幸次郎さんの言葉は孫や妻のこころに、その有様を見ていた息子や娘のこころにいつまでも響き続けるに違いない。そして私たちのこころにも。

●ひとりの写真

在宅患者の敏子さんは脳梗塞、左片マヒ、肺腫瘍も合併し、声掛けをすればベッド柵を持って端坐位になれるが普段はねたきりだ。ご主人が身辺処理のすべてを介助している。介助にあたってご主人がこまめに声をかけるが、返事は返せてもなかなか会話にはならない。言葉はなくても敏子さんはいつもにこにことした笑顔で私たちに接してくれる。

ご主人は脳出血の既往を持ちながら、かいがいしく世話をされている。その風貌人柄とものに「善人」としか表現できない。以前、往診の際にそんなご夫婦の写真を撮って額に入れ差し上げた。ベッドの横の壁に掛けてある。その写真をベッドに寝ている敏子さんは毎日見ている。

今日の往診。診察を終え、立ち上がろうとする私に敏子さんが話しかけた。

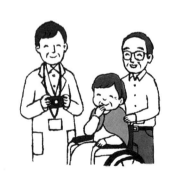

「写真を撮ってね」

「そうですね、今度来たときに、またご夫婦の写真を撮りましょうね」

「いいえ、私ひとりの写真」

一瞬、場の空気が止まった。みなが、その場所に飾る写真を想像したのだ。

「こんなことを言ったのは初めてや」

ご主人がつぶやいた。

「そうね。敏子さんのお見合い写真ね」

看護師のちあきが絶妙なフォローをした。

敏子さんが笑った。ご主人も笑った。私たちも笑った。

「今度の往診のときに、きっとね」

●涙

在宅患者の史郎さん。重度の認知症と八〇代後半という年齢から来る加齢性筋肉減少症によって、移動能力は屋内伝い歩きレベルだ。床からの立ち上がりが困難なためベッドを導入していたのだが、今は畳の上に布団を敷く和式生活に戻っている。

それは介護者の奥さんからの要請だった。

「主人が夜になると家の中をうろうろと歩きまわり、危なくて仕方がないのです。鍵を開けて勝手に外に出ないか心配です。『いつまでもここにおられへん。おいとましょう』なんてことをいうのです。『ここはあんたの家やんか』と私が止めても聞きまへん」

認知症が進行すると「見当識障害」が出てくる。自分の置かれている現状を認識するもっとも基礎的な認知機能を「見当識」という。ここがどこかは場所の見当識。今は何時かは時間の見当識。周囲の人はだれかは対人見当識と呼ばれる。これが障害されると人は不安にさらされる。認知症患者にしても同じことだ。

夜間のねぼけた状態の中では、ここが自分の家とは思えなくなって「自分の家に帰らんと」と焦る。そんなことが連日続くと奥さんは眠れない。それでベッドを片付けた。史郎さんは床からは立ち上がれないから、家の中の移動はずり這いとなった。

リハビリテーションの立場からは逆行した方針ではあるが、奥さんの介護負担を考えるとそれもいたしかたない。少なくとも転倒リスク、無断外出リスクは減った。「老・認介護」の現実ではやむを得ない選択と考え、私は同意した。

今日の往診。

「昨夜も家の中を這いまわり家に帰ると言って聞かなかったのです。毎晩のことで情けなくて思わず泣いてしまったのです。主人が私の涙を見て、部屋の隅まで這って行ってティッシュの箱を持って来て、『なんで泣いてるんや』そう言って私の涙を拭こうとするの。このひとにこんな気持ちが残っていたんや。そう思うとまた涙があふれてきました」

介護現場の涙はつらいだけの涙ではない。

●「よかった」

ＡＬＳ（筋萎縮性側索硬化症）の在宅患者賢治さんは人工呼吸器を装着している。四肢体幹に高度の筋萎縮がある賢治さんにとって、自らの意思に従って動かせる身体部位は極めて限られていた。それでもフットスイッチで意思伝達装置を操作し、文章を綴ってメールの交換などができていた。足関節はその数少ない部位であったのだが、病気の進行に伴いフットスイッチ操作が不能となってしまった。

意思伝達装置は部屋の隅に片付けられ、意思表出はまばたきと視線になった。日常生活レベルで必要なコミュニケーションはおおむねできると介護者の奥さんは語っていた。しかし、である。宿題を残したまま時は過ぎていった。

あるとき同病の別の患者さんからＢＭＩの話題を聞いた。ブレイン・マシン・インターフェイス、脳と機械を繋ぐ入力装置のことだ。たとえば意思伝達装置、義手などを患者さんの意思に従って動かす装置、患者さんの意思（思考）によって変化する脳波を検出し、オン、オフのスイッチ操作を行う。大阪大学医学部で研究され、テレビでも取り上げられたことがある。まだ研究段階ではあるが、随意的に操作できる身体部位が極めて限られるＡＬＳの患者さんにとって、疲労を伴わずに意思伝達装置への入力操作が可能になれば朗報に違いない。難病センターに相談した。既存の入力装置でも使えるものがあるかもしれない。日程を調節して専門家が自宅に来てくれることになった。

今日がその日だった。

コンピューターへのインターフェイス（入力装置）の専門家である作業療法士はじめ、難病センターの担当看護師、保健所難病担当保健師、そして私たちが賢治さん宅に集まった。作業療法士は二種類のインターフェイスを賢治さんに試みた。ひとつは水平眼球運動を利用して入力するもの。これは賢治さんの疲労が強く継続した入力は困難だった。ついで咀嚼にかかわる顎筋の収縮に伴う、筋電位の変化を利用したインターフェイスに変えた。これはうまくいった。歯をかみしめるとスイッチのオンオフが意思に従ってできる。

拍手がわいた。奥さんが言った。

「そういえば、このひと、毎晩歯ぎしりしている」

眼球以外に随意的に動かせる筋肉があったのだ。このスイッチを意思伝達装置につなぎ作業療法士は賢治さんに促した。

「ご自分のお名前を綴ってください」

数分かけて賢治さんは意思伝達装置の画面に自分の名前を綴った。見守るみんなから拍手がわいた。

「できるわ」作業療法士がさらに促した。

「なにか書いてください」

みんなは賢治さんがつづる画面の一字一字をかたずをのむように見つめた。

「よかった」

賢治さんはそう綴った。拍手がわいた。賢治さんの目が潤んだ。

長い空白の時を置いて自らの想いをふたたび文字にできた瞬間だった。

●わかってほしい

神経難病を患う在宅患者の博美さん。彼女の悩みは障害が徐々に進行していることを家族がわかってくれないことだ。かつてできていたことができなくなっているのは彼女の努力が足りないからだと考えている。箸で食事ができていたのに、手指がこわばって使いづらく、最近はフォークだけ使っている。家族は箸を使わないと箸が使えなくなる、使う努力が足りないと思っているようだ。

「優しい言葉かけがなくいつも不機嫌な顔をしている。仕事で疲れているのやろ。私は一日中家にいるから疲れている夫に無理は言えない。できていたことが徐々にできなくなっていること、わかってほしいこと、手助けしてほしいこと、いろいろあってもつい口をつぐんでしまいます」会話がないのだ。

「息子たちも働いて疲れて帰ってくる。みんな私の病気のことを知りもしないし知ろうともしない」

「病状が進行して障害が徐々に重くなってきていることを、私からもご主人に話す機会を持ちます」

仕事のない日に、ご主人が洗濯物をひとつひとつたたんでいたり、台所に立っている後姿も見てきた。どちらがという話ではない。精一杯生きている家族の、それぞれがわかりあえていないことがつらいのだ。

脳卒中のリハビリテーションなら、障害の程度に応じて日常生活における新たな能力の獲得を目指してリハビリプログラムを組めばよい。しかし神経難病の場合は、時間経過とともに障害は確実に重度化する。そのため神経難病のリハビリテーションは、日常生活における能力低下を最小限に食い止めるために、常に代替手段を考えることから始まる。箸が使えなくなった博美さんに、箸を使うことを強制するのではなく、博美さんの障害に合わせて持ちやすい形状の箸を作ってみよう。

他人の目には見えないほどゆっくりとしたテンポであっても、患者自身は機能低下を確実に実感として感じ取っている。患者自身が言わなければその変化を周囲は気付かない。気楽に愚痴をこぼせる関係がなければ「生きづらさ」を感じてしまうのだ。

微妙な家族関係という最高のプライバシーの場に立ち入って、患者とともに家族を支える在宅チーム医療の課題は大きい。

●胃ろうの選択

嚥下性肺炎で入院していたパーキンソン病末期の在宅患者、節子さんが退院した。病院主治医からは重度の嚥下障害があるため肺炎再発を考慮して胃ろう造設を提案したが、ご家族が同意されず退院となった。誤嚥に留意し経口摂取を制限、不足分を適宜点滴で補うことでよろしくおねがいします、とあった。

在宅主治医としてご家族にあらためて病状説明をした。忙しい病棟主治医の説明を十分理解されずに同意、不同意の結論を出されている場合をしばしば経験するからだ。

パーキンソン病の末期に重度の嚥下障害、意識レベルの変動による覚醒障害は必発であること。これはパーキンソン病によって、だんだん食べなくなって、脱水により意識がもうろうとして、ついには呼吸が止まるという老衰＝自然死の過程が早まったとわれわれは考えているということ。経口摂取が不十分な状態が続くと、早晩脱水低栄養に陥り死に至ること。医学的にとり得る手段の一つとして胃ろうによる経腸栄養があるが、この方針を選択する条件として私は、患者さんが胃ろうによる栄養補給を希望され、ご家族が同意されることを挙げた。

「あらかじめ患者さんが、胃ろうによる栄養水分補給を希望しないと表明されていた場合は実施しません。患者さんが既に自らの意思を表明できない状態であるときは、患者さんの意思を忖度《そんたく》し、ご家族が判断することになります」と続けた。

「忖度と申しますと」

我ながら古風な言葉を使ってしまった。

「患者さんの気持ちを推し量ってということでしょうか」

「そういえば元気なとき、お母さんは病院で見たのか、胃ろうなんか付けてまで生きたくないと言っていました。いまはまだ、日によれば意識もはっきりして食事をできるときもあります。その時々を大切にしながらこのことを考えていきます」

この話は継続審議となった。一度で決めなくてよい。ご家族の気持ちに寄り添いながら決めていくのだ。

数年前、胃ろうによる経腸栄養で生命を維持している末期神経難病患者（多くはねたきりＡＤＬ（身辺処理）全介助、随意運動を認めずコミュニケーションもとれない）の介護者の労苦を取材したテレビ番組があった。視聴者は胃ろうによる「延命治療」が家族を苦しめるという印象を強く持ったと思う。胃ろうによる水分と栄養補給は、延命治療＝本人や家族の意思に反してことさらに寿命を延ばすための治療、なのか。神経難病患者が疾患の末期に至り、番組にとりあげられた状況に陥る例は確かにある。しかし全過程の一部を取り出して「延命治療」というのはフェアではない。嚥下障害に苦しむ神経難病患者が胃ろうにより、食べる楽しみを残しつつ、体力維持ができることで「生活の質」の向上に結び付いた多くの例を経験している。また、神経難病の末期で随意運動もなく、呼びかけに反応もなく、アイコンタクトも取れなくなった夫の介護に専従している奥さんが言った言葉が忘れられない。

「私は夫がとなりにいるだけで幸せなのです」

夫の存在が妻の確かな生きがいになっている。

結局、胃ろうによる経腸栄養を「延命治療」にするかしないかは、患者への介護を労苦と感じなくて済むような、介護者への適切なサポートがあるかないかにかかっていると思う。

●「もう来んでええ」

在宅患者の往診というと、待ちかねたかのような患者の笑顔と、「寒い中をご苦労様です」と気遣う家族といった、ステレオタイプのイメージをもたれるが、そうでないことも少なくない。

今日の往診は認知症と廃用症候群*でねたきりのおばあさん。

曲がった肘を伸ばして血圧を測ろうとすると、

「痛いやないか！　やぶ！」

そのとおり。痛くしてはいけません。家族は気遣い、

「おばあちゃんは今日、機嫌が悪いのです」

笑顔でていねいに診察をして、

「お大事に。また来るね」

と立ち上がると、

「もう来んでもええ」

それで思い出した。二〇年ほど前、デンマークの老人ホームを訪れたとき、着飾って自室のソファに端然と座る認知症のご婦人に出会った。通訳が、

「日本から来た医者です」と紹介すると、

「私は医者なんかに用はないよ」

障害を持つ老人の矜持《きょうじ》に触れて気分はむしろさわやかだった。

年をとっても、心身の障害を身に受けても、卑屈さとは無縁に生きていける社会がいい。

＊廃用症候群
過度の安静、日常生活の不活発に伴って起こってくる二次的障害で、筋肉の萎縮、筋力低下、関節拘縮（関節が固まり、動かせる範囲が制限される）、骨萎縮、心機能および体力低下、起立性低血圧、褥瘡《じょくそう》（床ずれ）などがある。

●三人三様の看取り

枕元の携帯が鳴った。クリニックの在宅待機看護師（交替で専用携帯を担当している）からだ。ここ二、三日容態が悪かったので気にかけていた。午前三時五〇分にクリニックで落ち合うことにし家を出た。患者宅に着いたのは四時過ぎだった。心音、呼吸音、瞳孔を確認し、ご家族に臨終を告げた。「こころからご冥福をお祈りします」

ご主人が語った。

「水を飲みたいというから飲ましてやった。わしの手を握り、あったかい手やねえと言った。それが最後の言葉やった」

人生の最後に夫婦で交わされた言葉。「あったかい手やねえ」胸に刻みつけておこう。

亡くなった神経難病患者のご主人は、泣きはらした子どもさんの横で、

「この病気で一〇年、よう生きた」

気持ちを絶ち切るかのように、そう言った。

施設で亡くなった患者の娘さんは、今際《いまわ》の母の枕元で歌を歌ったという。そのときだけ母は目を開けて聞き入っていたそうだ。どんな歌だったのだろう。

この一週間、三人の在宅看取りをした。三人三様の看取り看取られ方があった。

●面影は家族の胸にいつまでも

彦松さんはあと五カ月で一〇〇歳というところで、二週間前より寝付いてしまった。食事も摂らなくなり、水も飲まず、口に入れるものといえば、好きな酒だけスプーンに二、三杯といったところだ。ここ一週間はそれも摂らなくなり絶飲絶食の状態が続いていた。「もうそろそろ」と昨日の往診の際に言っておいた。気になるので今日夕方に顔を出してみた。急を聞いて駆けつけた遠方からのご家族も含め一〇人以上集まり、日頃はひっそ

りしている屋敷はにぎやかだった。

かすかに自発呼吸はあるものの呼びかけに反応はない。血圧も酸素飽和度も測定不能だ。

「おじいさんはね、私どものデイサービスで人気者でした。『男はつらいよ』の御前様に風貌も性格もよく似ておられて、デイの行事のときは前に出てきてもらって、最初のあいさつをお願いするのです。マイクを握って話し始めると座が締まるのです。だんだんしゃべる中身は支離滅裂になるのですが。みんなから親しまれ存在感のある人柄でした」

そんな話をご家族としていた。

「せっかくこんなにご家族が集まったから、おじいちゃんを真ん中にして写真を撮りましょう」

ベッドのまわりを一族郎党、ひ孫三人も一緒におじいちゃんを囲んで写真を撮った。

「また電話ください」

そう告げて家を後にした。二〇分後に電話がかかってきた。「息が止まりました」と家族からだ。

再度往診して臨終を告げた。

「おじいちゃんはみんなと写真を撮って安心して逝ったんや」

「大往生やね」

「こんな死にかたできたらええわな」

家族に囲まれた明るい温かいにぎやかな看取りだった。

葬儀の日。ご家族が参列者に配った追憶の言葉がある。引用させていただく。


頑固ながら人付き合いの良かった父は、すばらしい友人方に恵まれました。また、たいへん働き者で現役のころは会社勤めのかたわら農業にも力を注いで……。六五歳頃からは畑仕事一筋に励むようになり、それはそれは立派な野菜を作っていたものです。新鮮な野菜をご近所や親戚にお裾分けしては、周りの笑顔に喜びをかみしめていたと思います。

嬉しそうに笑っていた父の姿も記憶に鮮やかです。そして何よりも酒が大好きで晩酌をかかしませんでした。（中略）

大きな存在を失ってしまい、心の穴を埋めるにはもう少し時間がかかるでしょう。けれども父は私たちの悲しい顔よりも笑顔を見たいと思っているはずですので大空を見上げ皆の想いをひとつに『ありがとう』の言葉を贈ります。

ご家族の温かいまなざしを感じる。親孝行とはこんなことをいうのだろう。

●嫁の気持ち

しゅうとしゅうとめの介護の現場で嫁がさまざまな困難を抱えることが少なくない。夫は仕事で日中不在。帰宅後も親の介護には手を出さず、夫の兄弟、姉妹の分担が難しいとなるとなおさらだ。嫁がひとり主介護者として昼夜奮闘することになる。昼間通所系サービスを利用していても、その間に、家事を済ませ夫の帰宅に備える。夜間介護はほぼ嫁にかかってくる。夜間の訪問系サービスを利用しているケースは、独居か老・老介護の現場に限られているのが実情だ。

義父または義母がデイケア、デイサービスなど通所系サービスを利用できている場合はまだ良い。病気の進行や老衰で食事の摂取困難、あるいは車いす座位も困難となれば、通所系サービスの利用は難しく終日在宅になる。この時点で往診、訪問看護、訪問介護などのサービスを導入しても主介護者である嫁の介護負担は増え続ける。

このまま在宅を続けるか、入院、施設入所を選択するかを家族会議で決めるケースは少ない。主介護者である嫁が長男嫁である場合を除いて、嫁がキーパースンになる例はまれだ。意見を求められても、在宅継続以外の選択肢を主張しにくく、これまで頑張ってきた意地もある。

結局、あいまいなまま現状が継続することになる。

「しんどいときは言うてや」といった親族からの声掛けは、介護から離れられない嫁にとってはリップサービスとしか聞こえない。自分が最後まで看取るという覚悟が日々の介護を支えている。

臨終を告げた。娘たちは母の手にすがって泣いた。息子たちも涙をこらえながら立ちすくんでいた。嫁は部屋の隅に目立たない姿で座っていた。家族に一礼をして玄関を出たとき、嫁が見送りに来た。

「長い間よくお世話をなさいましたね。おばあちゃんも本望だったと思いますよ」

そう言って嫁の肩に手を置いた。嫁の目から涙があふれた。

そこには家族にも見せない感情がある。

●花見

花見の季節になると思いだすことがある。

和夫さんはアテトーゼ型の脳性マヒの障害を持つ。四肢の筋緊張が絶えず変化し、意思とかかわらず体が動いてしまうアテトーゼがあり言葉も不自由だ。町工場に勤め機械の組立工をしている。四〇歳代になって手に力が入らず腕が上がりにくくなってきた。歩行も不安定でつまづきやすい。頸椎の写真を撮ると脊髄の圧迫が見られる。頸椎症性頸髄症といい、脳性マヒの障害を持つ人が成人期になって発症する二次障害の原因疾患だ。

頸椎外科の専門医に紹介し手術を受けた。障害の進行は止まったように見えた。しかし、術後一〇年経つと加齢も加わり徐々に上下肢の機能低下が進行してきた。和夫さんは今までの機械工の作業が困難となり、肉体的な負担の少ない図面の点検業務に配置転換してもらった。なれない業務のため仕事がはかどらず残業続きで、

「今日も午前様でした」

和夫さんの口からよくそんな言葉を聞いた。自分で希望した業務なので文句も言えない。障害を持つ負い目から社長の温情で働かせてもらっていると思ってしまう。そんなことはおかしいと思う反面、組合もない不況の中の零細町工場だから、いつ肩たたきにあってもおかしくないと思うのだ。

五〇を越えて職を失ったらこの先どうなるのだろう。だから三月になると憂鬱になる。

その日が来た。三月も末のある日、社長が職場にやってきて和夫さんの後ろに回り、肩

に手を置いた。和夫さんはとっさに目をつむった。社長が口を切った。
「和夫君、花見の場所取りに行ってや」

●「家に帰る」ということ

多くの疾患では入院治療が終結すれば治癒退院となり通常の生活に復帰する。しかし神経難病やがん末期の患者にとって退院とは、不治の障害や病気を抱えたまま家に帰ることである。このような患者や家族にとって「退院する」ということがどのような意味を持つのか。家に帰って良かったと思えるためには、どのような援助が求められるのか。退院から始まる医療はこのような問いかけに答えていかなければならない。

一九八九年春、専門医試験を終えた私は中期研修に出た。研修先は某県循環器病センターの神経内科だった。筋萎縮性側索硬化症の哲雄さんを主治医として担当することになった。自宅で呼吸不全を起こした哲雄さんは救急搬送され救命処置を受け、人工呼吸器管理となった。急性期の治療を終え、気管切開し人工呼吸器を装着してＩＣＵから一般病棟に移った。

しゃべることはできないから「意思伝達装置」を導入した。呼気スイッチでパソコン画面を操作し、一字ごとに選択し文を綴るという実に根気のいる作業である。病状が落ち着くと退院の検討に入る。長期療養可能な病院への転院だ。それが当時の常識だった。

転院先のＩＣＵで毎日天井を見ながらこの先の人生を過ごす。自分なら納得できるだろうか。哲雄さんに聞いてみた。

哲雄さんは「意思伝達装置」の画面に、「いえにかえりたい」と綴った。奥さんは賛成した。「出来る限りやってみます」。工務店を営む親族の手で住宅改造を行った。バリアフリーの自室の隣には介護浴槽を備え付けた。風呂好きの哲雄さんに安心して入ってもらうためだ。人工呼吸器が問題だった。当時、在宅人工呼吸器は医療保険の対象になっていないため、一台二五〇万円は自己負担だったが病院の好意で貸し出しがみとめられた。退院後担当してくれる在宅主治医を探した。ちょうど開業されて日の浅い呼吸器専門医が引き受けてくれた。多職種の人たちとカンファレンスを繰り返し、人工呼吸器装着の自宅退院が実現した。全国でも数十例しか前例のない時代だ。

後日、自宅に伺って「退院して良かったことはなんですか」と聞いてみた。

哲雄さんは、

「びょういんではいつもうえからみおろされるかんじゃでしたが、いえにかえってからは、ふうふげんかもできるしこどももしかれます」

と綴った。

そして退院後始めた短歌を披露してくれた。

「ほそきみの　われをいだきて　ゆにいれし　つまのひたいは　たまのあせして」

「家に帰る」ことの意味をこれほどまでにおしえてくれた歌を私は知らない。

●介護のかたち

私のかかわる在宅患者さん一〇六人を対象に主介護者が誰かを調べた。

結果は多い順で妻が三〇人、娘が二三人、夫が一三人、息子が七人、母が五人。妻と夫の計四三人がいわゆる老・老介護である。予想に反して嫁が二人と少なかった。テレビドラマで取り上げられるような確執が多いことをあらかじめ避けるためなのか、正確な理由はわからない。

高齢で障害を持つ姑《しゅうとめ》を嫁が介護する嫁・老介護の家庭があった。嫁・老介護が長く続き、患者が身体の障害に加え認知症を合併し、嫁・認介護の状況になると介護は困難を極めた。認知症の姑は記憶障害のため、しばしば大切なものを仕舞い込んで忘れてしまい「財布をとられた」と騒ぐ。一緒になって嫁が探し「お義母さんここにあるよ」というと、

「やっぱりあんたが隠していたのね」と言われる。

「もう慣れたけどたまらない気持ちになります」と主介護者の嫁が話す。

「ご主人に相談されないのですか」

「先生、男の人はね。自分の親が壊れていくのを見たくないのです。向き合いたくないのです」

そう言って私の顔を見た。「そう思いませんか」とその目は語っていた。

私は愚問を発したようだ。

「私はお義母さんを認知症を患うひとりの患者として看るようになってから、精神的に楽になりました。主人にはそれはできません」

親が壊れていっても娘の場合は寄り添えることが多い。嫁はいわば看護師の目を持つことで精神の均衡を図ろうとする。そんな嫁を支えることができるのはいったい誰だろう。

●介護のかたちさまざま

患者として友人として、障害者運動のなかまとして長年つきあいのある垣内美穂さんとお母さんがテレビ番組にとりあげられた。テーマは「老・障介護」である。美穂さんは脳性マヒによる全身性の障害がありＡＤＬ（身辺処理）全介助であるが、才能豊かな方で若いときから詩を書いている。ボランティアに支えられ車いすで立山に登ったときに作った詩はボニージャックスが歌ってＣＤにもなった。

障害者作業所に通所し、なかまと交流し、ときには家族と北海道に旅をする。障害者運動にも熱心で、施策の改善を求めて厚生労働省交渉にも幾度か参加された。美穂さんをみていると、重度の障害を持つ人の社会参加のありかた、「援助か自立か」というように援助と自立を対立概念として捉えるのではなく、「援助を受けての自立」の大切さを教えられる。身体介護と外出の際のガイドヘルパーは、もっぱらお母さんが担当してきた。

このところ、ご両親、特にお母さんが七〇歳を超え体力が落ちてきて、美穂さんの身体介護に自信がなくなってきた。お母さんは言う。

「世間の人は七〇を超すと自分の人生のしまい支度をいろいろ考えるものですが、私は今日をどう過ごすか、明日をどう過ごすかで毎日頭がいっぱいです」

自分のことは二の次で娘の介護で忙しい毎日を送っていても、「親なきあと」に不安がよぎるのだ。介護者である老親が不安のない日々をおくれるように、支援制度の充実をはかることが急務だ。障害を持つ人の人権と「生活の質」を考慮すると、生存のための介護に留まらず、社会参加を保障する支援制度が必要なのだ。「援助を受けての自立」を家族介護に依拠することなく、保障することが求められている。

「老・老介護」が話題になって久しいが、在宅患者さんには一〇〇歳超える母と、難病の夫を世話する七〇歳の介護者といった「老・老老介護」。認知症の患者を高齢の配偶者が看ているといった「老・認介護」。逆の「認・老介護」、さらに「認・認介護」まである。

患者だけでなく介護者も要介護になる例が確実に増加してきている。結果として家族間の介護するもの、介護されるものの関係が破綻し、キーパースン不在になる例もある。やっかいなことに認知症になった介護者が、今までの役割意識を捨て切れず、不適切で危険な介護をしてしまい患者が大事に至ったケースもある。ともすれば援助対象である患者のことばかりに関心が向けられがちであるが、患者とともに介護者の状況にも心を配り、援助の対象にしていくという視点をはずしてはならない。

●救急搬送

外来診察を終え三時に往診を始めて二、三軒回って次の往診先に移動中だった。突然、電話がかかってきた。筋萎縮性側索硬化症の在宅患者、昭さんの奥さんからだ。

「声をかけても反応しません。意識がないのです。一〇分ほど前まで普通だったのに」

「わかりました、すぐ向かいます」

行き先を変えて昭さん宅に急いだ。何が起こったのだろう。窒息か、脳心事故か、現場でするべき手順を頭のなかで反芻していた。一〇分ほどで到着した。ベッドサイドで声をかけた。

「昭さん」

レスピレーター（人工呼吸器）を装着している昭さんに反応はない。顔面、手足の先端にチアノーゼが見られる。高度の低酸素血症の兆候だ。収縮期血圧九〇、普段の血圧は一四〇台、経皮酸素濃度七〇パーセント。

「奥さん吸引した？」

「しましたがなにも引けません」

レスピレーターの作動を確認し、気管カニューレより吸引した。しかし痰も誤嚥物も吸引できなかった。酸素濃縮器の酸素濃度を上限の三リットルに上げたが状態は変わらなかった。突然発症の急性呼吸不全、心不全、意識障害。原因はわからないが救命処置が必要な状態だ。

「奥さん、すぐ救急車で送りますね」

市内の基幹病院に電話を入れて救急搬送受け入れを依頼した。受け入れを確認して救急車を呼んだ。奥さんと一緒に救急車に同乗してアンビューバッグ（蘇生用バッグ）をもみながら病院に急いだ。助かってほしい。祈る思いだ。

診療所開設から一〇年目。

何回救急車に同乗しただろう。アンビューバッグをもみながらの搬送も少ない数ではない。助かってほしいと祈る思いは毎度のことだ。緊張感に慣れはない。

救急病院の処置室で救急担当医に申し送った。救急待合で待機していた奥さんに、

「何とか助かってほしいね。往診が残っているので失礼します。また電話します」

そう言って往診車に戻った。往診が終了したのは九時を回っていた。

翌日、電話した。意識が戻って奥さんの呼びかけに反応するようになったという。奥さんのほっとした顔が目に浮かぶ。しかし主治医からはデータ上予断を許さない状態は変わらないとも言われたとのこと。

数日して主治医に電話した。まだ正確な診断は付いていないがデータは改善傾向にあるとの話だった。

「退院可能となったらご連絡ください。在宅で引き続き診ますから」

そう言って電話を切った。うれしさがこみあげてきた。

●楽しみに

全盲で認知症のコウさん宅に往診に行った。屋内で犬を飼っている。部屋に入ろうとすると尻尾を振って飛びついてくる。自宅でキノコを栽培しているとのことで、犬とキノコが混ざったにおいがする。コウさんのベッドは奥の部屋にあるので昼間でも暗い。電気をつけて「コウさん、来ましたよ」と呼びかけて診察する。コウさんは指を吸っている。「この間、掛け布団がびしゃびしゃなので見ていたら、おかあさん布団を口に入れて噛んでいるの。びっくりした」

と娘さん。

「『お戻りになる』むかしは認知症になったお年寄りのことをそういったのです。コウさんは童女のよう。『お戻りになる』ってやさしくていい表現ですね」

「この前会った息子さん、礼儀正しくておばあちゃんのトイレ介助も率先してやっていて、男の子にしてはやさしくていいですね」

「あの子は優しい子で自分から介護の仕事がしたいと高校を選んだのです。二人の娘も今年一緒に介護福祉士の試験に合格したので、将来一家で介護事業所を立ち上げたいと思っています。私が理事長で主人は運転手。おかあさんには、そのときまで生きてもらわな」

娘さんはうれしくてしかたがないようにしゃべった。

「コウさんが利用者第一号ですね」

私がそう言うと、後ろから声が聞こえた。

「楽しみにしています」

「え？　コウさんが言った？」

「聞こえてるんやわ。わかってるんやわ」

ベッドに目を向けるとコウさんは目をつぶり童女のように指をしゃぶっている。人としてのすべてが「お戻りになる」わけではないのだ。なぜかうれしくなってきた。

●忘れがたいおもいで

終戦記念日の日、外来で患者さんに思い出を聞いてみた。

九二歳の英恵《はなえ》さん。終戦の年、二二歳で松山の市役所に勤めていた。仕事は戦死者の公報をご家族に送り、戦地から送られてきた骨箱を遺族に手渡すことだった。あるとき戦死した兵隊さんの奥さんに骨箱を手渡したとき、それまでこらえていた奥さんが「あっ」と声をあげ泣き崩れた。その骨箱はあまりに軽かった。遺骨は入っていなかった。夫の「いのち」の軽さに泣いたのだ。

「私も一緒に泣きました」

七〇年前の体験を語り英恵さんは涙を浮かべた。

八二歳の美代子さん。美代子さんの家族は子どもが七人。空襲警報が鳴ったので家族で防空壕に潜んでいたら、Ｂ29が焼夷弾を落とし周囲に火の手が上がった。そのとき金属製の筒が防空壕の前にころころと転がってきた。不発弾だ。それを見たお母さんが突然防空壕を出て、不発弾を抱え近くの溝に捨てに行ったという。

八二歳の茂子さん。終戦の日は疎開先の信貴山の寺で迎えた。正午に寺の庭に整列しラジオを聞かされた。担任の女先生が「戦争に負けたのよ」と言った。その夕方、先生は歌を歌ってくれた。「からたちの花が咲いたよー」と歌った。一緒に眼下に広がる大和の山野、奈良の街を眺めながら、

「そのうちこの地も軍靴に踏み荒らされるわ」

そう言って先生は涙ぐんだ。

秋になって進駐軍がジープに乗ってやってきた。子どもたちに「ベイビー」と声をかけ

チョコレートをばらまいた。先生は食べるなと言ったけれど、みんなわれさきに拾って一緒に食べた。

その日の記憶が七〇年の時空を超えて鮮やかによみがえっている。若い人たちに語りついでほしいと願わずにはいられない。

●宗本智之さんより病院へ寄贈された絵の紹介文

宗本智之さんは私たち東大阪生協病院在宅医療部の往診患者さんだ。

デュシャンヌ型筋ジストロフィーという進行性の難病で、身体の自由はうばわれても「脳だけは健常者となにも変わらない」なかで、さまざまな課題に向き合って実現してきた。興味を持った数学に打ち込み、近畿大学大学院博士課程を修了し、二〇〇七年には理学博士号を授与された（論文名 Note on p-adic Hermitian Eisenstein Series）。

人工呼吸器を要する彼の体調を考慮し、博士論文公聴会は生協病院の一室で行われた。理学部教授会メンバーの見守るなか、その堂々とした発表は参加者の感動を呼んだ。彼の自己表現の意欲はその後も留まることなく、著書『私の世界』、詩集『七色の詩』、画集『心の旅』など多くの著作、作品を生み出し、最近は俳句に取り組み、幾度か「朝日俳壇」

に秀句として掲載されている。

そんな宗本さんが病院の新築祝いに一枚の絵を寄贈してくださった。その絵はわずかに動く指先でパソコンに入力し制作された点描画だった。数千回のクリックによって表現された絵から、宗本さんの私たちへのメッセージを聞きとることができる。

「このように、ねたきりになっても今の時代はパソコンという強い味方があり、やる気次第で何でもできる。ねたきりになったら終わり、気管切開をしたら終わりという時代はもう終わっている。寝ているだけとは言わせない、何もできないとは言わせない。その反骨精神で元気に今を生きています」（宗本智之「寝たきりになっても何でもできる」『難病と在宅ケア』一七巻五号収載原稿より）。

宗本さんの「朝日俳壇」入選句のいくつかを記す。

噴水の　上にタップの　小人かな
初蝉に　出遅れて我　樹下に鳴く
饒舌に　遭ひては　釣瓶　落しけり
人体は　心で変わる　落葉かな

●「やさしさは見えない薬」

今日は在宅患者であった榎本栄一さんのことを書いておこう。

榎本栄一さんは明治三六年淡路島に生まれ、五歳のとき父母とともに大阪にで、父母は小間物屋を開業。一五歳、高等小学校卒業、父死亡。一九歳ごろより母とともに家業に精を出す。このころ詩を書き始める。昭和二〇年四二歳、戦災で家を焼かれ淡路島に疎開。書き貯めた詩もすべて失った。昭和二五年、奥さんとともに東大阪で二坪半の小間物化粧品店を開く。このころ詩作を再開。昭和五四年七六歳、店を廃業。平成六年九〇歳、脳梗塞を患い東大阪生協病院入院。急性期治療とリハビリ訓練後自宅に退院。定期往診開始。平成一〇年九四歳で逝去。

榎本さんは仏教思想を底流に、日々の生活を通して人生を世間を、自分と家族を、平易な言葉で語った。それらは七巻の詩集として出版されている。往診に通った私たちに気軽に声をかけるえらぶるところなど微塵もない気さくなおじいさんだった。脳梗塞による片マヒは回復期リハビリ訓練を行っても、なんとかベッドサイドに起き上がるレベルにとどまった。そのころの川柳。

齢九十　もうリハビリも　間に合わず

訪問マッサージを受けた翌日に往診、からだの調子を聞いてみた。節々が痛むという。

「過ぎたるは及ばざるが如しと申しましてな」

「なるほど」

飄《ひょう》々とした人柄で、そんな夫を世話し続ける柔和な奥さんのまなざしと相まって、身の不自由さと「老・老介護」のつらさをユーモアで包むのだった。私たちは榎本さんの往診を楽しみにした。

こんなことがあった。在宅医療を見学したいという高校生をつれて往診したときのこと、

「医者や看護師さんに望むことは何ですか？」

高校生が榎本さんに尋ねた。

「それはやさしさです。やさしさは見えない薬ですから」

私は看護学校の授業の最後に必ずこの言葉について話すことにしている。

「やさしさは見えない薬。見えない薬をしっかり患者さんに届けられる看護師を目指してください。私も目指しています。医療に携わるすべての職種がともに目指したいですね」

最後に榎本さんの詩のひとつを記す。

私にながれる命が
地を這う虫にもながれ
風にそよぐ
草にもながれ

●「私が食べます」

在宅患者の勇吉さん、アルコール依存症で肝硬変になっている。痩躯をベッドに横たえているが腹水の溜まった腹部だけが異様に大きい。介護に当たる奥さんは認知症だ。今回退院するまでは夫の求めに応じて酒を買いに行き、飲ませていたという。同居の息子さんに見つからないようにと一升びんがベッドの下に隠してあった。奥さんはすでに食事の支度もできなくなっていたから、息子さんが配食サービスの弁当をとって勇吉さんの食事としていた。奥さんが食事介助するが、勇吉さんは酒は飲むが食事はほとんど口にしないという。

「ご主人が食べなかった分はどうするの」

と聞いてみた。

「私が食べます。もったいないから」

小肥《こぶと》りの奥さんはそう言ってにこにこ笑った。

息子さんは夜勤仕事なので朝帰り。昼間寝ようとするが、こんな状態だから休むこともできない。そのうち奥さんは認知症が進み入院した。勇吉さんがタクシーで面会に行ったが、

「わしの顔も忘れとる」

もう家に帰られることはないだろう。

食事を摂らないで飲酒を続けると身体に障《さわ》ると話しておいた。後日往診に行って驚いた。一升びんは姿を消していたが養命酒が置いてある。

「酒はやめた。養命酒は身体にええと聞いたから今はこれを飲んどる」

二日に一本空けるという。

「それなら一緒やんか」

高齢患者のアルコール依存と肝硬変、介護者の認知症、ギリギリのところまで追い込まれた「限界家族」と言っていいような状況に対し、私たちはどうすれば適切な援助ができるだろうか。

●見立てる

クリニックと同一建物内にある認知症高齢者グループホームの入所者を対象に、動物のおもちゃを使った「アニマルセラピー」をしたことがある。精巧にできた犬のおもちゃでふさふさとした毛並み、人の声に反応して尻尾を振ったりわんわんと吠えたり近寄ってきたりする。入所のお年寄りには大好評でテーブルの上の犬にみんなが集まってくる。犬のしぐさをめぐって盛り上がる。自分の膝の上に載せて頭を撫で話しかけている人もいる。何度かこのような光景に出くわしたスタッフが気付いたことがある。それはアニマルセラピーを通して入所者がいくつかのグループに分けられるのだ。

第一のグループ、認知症が高度で犬のおもちゃに関心を示さない。

第二のグループ、犬のおもちゃを本物の犬と思いこんでかわいがる、これは少数。

第三のグループ、犬がおもちゃだとわかっているが、本物の犬に「見立て」て遊ぶ人たちで多数派。

第四のグループといってもひとりだけだが、見立てることが理解できず、「そんなんおもちゃや」と皆の前で言ってしまい、仲間に入れてもらえない。

「見立て」は日本の伝統文化の特色のひとつといわれる。龍安寺の石庭を例にとれば白砂を海原に、石を島に見立てて（なぞらえて）楽しむという文化。華道、茶道など枚挙にいとまがない。ひょっとすると子どものままごとも「見立てる」ことができていないと遊べないかもしれない。子どもがままごと遊びのなかでおもちゃの小さなフライパンを本物と考えているとは思えない。そうすると三、四歳で既に「見立て」という認知過程が可能になっているのかもしれない。高尚な文化の例を持ち出すまでもないのだ。

グループホームの入所者の一人ひとりの認知障害の程度によって、動物のおもちゃを使った「アニマルセラピー」にこのような態度の差が現れることは興味深い。それは利用者さんそれぞれのケアに役立つ情報を与えてくれている。

●結婚式の写真

月末ということもあるのか今日の外来は込み合っていた。

朝一番に診た患者さんの紹介状や、難病患者の特定疾患臨床調査個人票作成に時間をとられたこともある。一一時半をまわってまだ二〇人以上の患者さんが待合室に座っている。胃がん末期の在宅患者潤一さんの家から呼吸が乱れていると、ついで呼吸が止まったと電話が入った。家は近いので急げば二〇分で戻れる。隣の診察室のパートの先生に声をかけて看護師のしのぶとクリニックを出た。往診担当のドライバーが先を急いでくれた。奥さんが玄関のドアを開け、潤一さんのベッドへと先導した。先着していた訪問看護師がパジャマと掛け布団を整えてくれていた。

穏やかな横顔だった。臨終を告げた。気丈な奥さんはとり乱すこともなくうなずいた。そして、涙が落ちた。

「家で看取れてよかったね」

「本当にお世話になりました」

昨夜のことを思い出していた。病院の仕事が終わってから、潤一さんのことが気になったのでクリニックに立ち寄って往診にいった。この間、麻薬の貼付剤と舌下錠で痛みの緩和を目指してきたが、嘔吐が強くなり数日前よりモルヒネ持続注入に切り替えたところだった。痛みで十分寝られていないと奥さんから聴いていた。

潤一さんはベッドの横の畳の上に寝ていた。ベッドから立ち上がろうとしてへたり込んだという。奥さんの力ではベッドに戻せない。往診担当看護師のしのぶを呼び出し三人で担ぎあげた。交換するおむつがない。クリニックまで取りに帰っておむつを交換し、パジャマを替えてやっと落ち着いた。

潤一さんはゆっくりと深い呼吸をしていた。眼球は上転し呼びかけにわずかに反応した。奥さんに見せてもらった結婚記念の写真を潤一さんの眼前にかざした。中年で結婚したふたりにあっては、この写真は宝物のようなものだろう。

しのぶが呼びかけた。

「結婚式の写真、見える？　潤一さん男前や。奥さんもかわいいね」

その一言一言に潤一さんはわずかに声を出しうんうんとうなずいた。

見えていたかどうかはわからない。しかし聞こえていたことは確かだ。潤一さんの胸に去来した想いはどのようなものだったか。

「なんかあればすぐ連絡してね」

そう言って家を出た。

●迎えに行くから

「次の診察は四週後の金曜日、それまでにもしんどいときは電話してね。迎えに行くから」この言葉で患者さんも家族も安心する。私たちも安心だ。

障害を持つ患者さんを長年診察していると、「この前の予約日はしんどくて来れませんでした、ごめんなさい」とか、予定日に来院がないので看護師が電話すると「今日はしんどかったので行けませんでした。元気になったら診察に行きます」などの返事。

これっておかしいことやなあと思ったことが幾度かあった。「しんどいときこそ病院にが当たり前なのになぜか。そんなことを考えるうちに思い当たった。障害を持つ患者や高齢患者にとっては「通院」自体がたいへんな労苦だということに。家から一歩外に出ることさえ大変だ。それから医療機関までの道のりを考えると……。

医療を必要とする患者のために「個別無料送迎サービス」を徹底することで「元気になったら診察に行きます」このようなおかしなことをなくしたい。クリニック開設以来続けてきた送迎サービスである。現在、定期と臨時を合わせて月のべ五五〇〇人の患者さんが利用されている。年間でのべ六〇〇〇〇人を超す。専従の一〇人のドライバーがローテーションを組み、患者送迎に日々奮闘している。

これからの日本は超高齢社会に突入すると言われている。高齢者が増えれば病人が増え患者が増える。普通そう考えるが現実はそうはなっていない。多くの診療所で患者件数は伸び悩んでいるのが現状だ。高齢者が増え病人は増えても患者は増えない。実は患者になれない病人が増えているのではないか。年金生活者にとって医療費やタクシー代などの交通費の負担は大きい。ついがまんしてしまう。さらに病気や障害の重度化で病院に通えない、あるいは通えなくなった病人が増えているのではないか。

であれば医療の側が変わらなければならない。

「来るのを待つ医療」から「迎えに行く医療」へ。

私たちの送迎サービスを利用されたきっかけはどういうものか。当院へ自分で通院していたが通院がつらくなってきて利用を始めた、かかりつけの病院への通院が困難となった、近隣の開業医に通えなくなった、医療生協の無料検診で病気が見つかったが通院が困難など、通院困難のため患者になれない人、通院できなくなって医療が受けられず患者でなくなる人、回復に向かっていたが病人に戻ってしまうという現状が見えてくる。

私たちの「個別無料送迎サービス」は単なる患者の「足」に留まらない。地域住民の、医療が必要とされる人に必要な医療が提供されるという、医療を受ける権利「受療権」を守るとりくみである。

地域の現実に密着した医療サービスとして各地で取り組まれることを期待している。

●兄の死

五月三日、兄嫁より電話があった。五年来人工透析を続けてきた兄がインフルエンザに罹患、肺炎を併発して月末より入院していたが、昨夜から意識障害が進み危篤状態になったと。

さっそく見舞いに行った。たったひとりの兄だけれど甥の結婚式以来会っていなかった。電話では透析していると聞いていたけれど見舞いにも行けていなかった。

「通正や、わかるか」

「ここはどこや。大阪の南の病院か」

「違う。高槻の病院や」

昨夜とは違って意識が戻っているという。兄は私の顔を見ていくぶんとりとめのない口調ながらしゃべりだした。久しぶりに会った弟に気分が高揚したのだろう。自分の孫のこと私の孫のこと。年賀状のやり取りだけなのに名前もよく覚えている。話題は亡父のことに及んだ。父が残した債務や債権の後始末ができていないことを悔やんだ。几帳面な性格の兄がし残したこととして気にかけていたのだろう。二〇年も前に亡くなった父のことだ。もういいのではないか。そう言ったが、納得した顔はしなかった。

水が飲みたいと言った。誤嚥を考慮して主治医より飲水は止められている。

「飲むのはあかん。氷をもらおうか。口に含むのはええから」

「患者扱いするのか」

そう言って兄は怒った。悲しくなった。

五月六日、再び見舞いに行った。

「どうや」

「しんどい」

それ以上話すことは叶わず眠りに入った。パルスオキシメーターの表示が頻繁に変わり低酸素状態を示していた。

兄の長男である甥の聞いた最後の言葉は「出たい」というものだった。家に帰りたかったのだ。

五月九日、朝より血圧が下がってきた。主治医の病状説明を受けて連絡が入った。

病室の兄は呼びかけにも反応がなくなっていた。喘ぐような呼吸、下顎呼吸が始まっていた。甥は兄の頭の方から顔を撫で、「おとうさん、がんばって」と繰り返した。姪は兄の横に座り、「おとうさん、大好きよ」と繰り返した。

「いま、おとうさんは痛くも苦しくもないんや。頭のなかでエンドルフィンという物質が出ていて。臨死体験って知っているやろ。きれいな花園が見えてそこから戻ってきたという患者の話。おとうさんは今花園にいるんや。だから。もう、がんばらなくてもええ……」

問わず語りに私は話したが最後の方は小声になった。自分に言い聞かせるように。

数時間が過ぎた。

午後四時三〇分、兄は臨終を迎えた。

製薬会社に就職して数年、独身の兄は地方の支店への転勤続きのなか仕送りを続け、両親と私の生活を支えてくれた。兄がいなければおそらく私は大学への進学は諦めていただろう。兄は私たちに泣きごとや恩着せがましいことは何も言わなかった。戦後日本の高度成長を支えた猛烈社員のひとりとして会社人間に明け暮れた。定年退職後、調剤薬局に勤めながら「ベートーベン第九を歌う会」に入って練習していると、嬉しそうに語るのを聴いた。ああ、そういうことができる生活がしたかったのだなあと思った。

七八歳まで働いたが、晩年の数年は腎不全から人工透析を受けるようになった。数カ月前からは足を痛め、ねたきり同然の生活だったという。そこまで悪いとは知らなかった。電話で会いたいと言ったときにも拒絶された。こんな姿で会いたくないと思ったのだろうか。兄としての矜持《きょうじ》だったのか。そして、兄にとって死は何の準備もなしに突然やってきた。家族への遺言を書き遺すこともなしに。

たとえどんな事情であれ身内の医者として何一つしてやれなかった。忸怩《じくじ》たる思いが残る。享年七九歳。

●苦しみは病気だけではない

朝、外来診療前に電話が鳴った。「家内が苦しがっているから往診に来てほしい」との依頼だ。往診では検査もできないから、クリニックの送迎車を出して来てもらうことにした。外来診療の間隙を縫って処置室のベッドに運び込まれた女性患者さんを診察した。意識はおおむね正常だが頻呼吸で呼吸音が悪い。経皮酸素濃度は九一パーセントと低下している。すぐ経鼻酸素カニューレ装着と血液検査、点滴、胸部レントゲン、胸部CTの指示をして外来診療に戻った。

外来患者さんを診察しながら運び込まれた患者さんを思い出していた。一年ほど前に来ていた患者さんだった。確か、間質性肺炎で地域の基幹病院に紹介したはずだ。その間に、検査結果が徐々に帰ってきた。画像は重症肺炎を示していた。間質性肺炎急性増悪による呼吸不全。入院先を探さなければならない。診療情報提供書を書いて現在の通院先の病院にファックスし、電話で救急搬送受け入れを要請した。断られた。呼吸器疾患のセンター病院、市内の基幹病院を次々に当たったが断られ続けた。八カ所目でやっと受け入れ病院が決まった。付き添っていたご主人もほっとした様子だった。

「家内の病気の通院先が遠方の呼吸器専門病院だから、タクシー代を含めると医療費だけで私の年金の半分以上かかっているのですよ」

悔しさを表情に浮かべ、そう語った。傍らで聞いている病気の奥さんの心中を思った。これからの医療費を払えるだろうか、そんな不安な思いが伝わってきた。苦しみは病気だけではない。

救急車がきてストレッチャーが運び込まれた。救急救命士がベッドに近づいてきた。

「間質性肺炎の急性増悪、搬送先○○病院、酸素三リットルマスクでお願いします」

「了解」

「早く良くなって帰ってくるんよ」

そういって患者さんの肩をぽんぽんとたたいた。患者さんは酸素マスクの下でうんうんとうなずいた。帰ってきてほしい、そんな思いを胸に診察室にもどり外来診療を再開した。

「お待たせしました。お身体はいかがですか」

何事もなかったかのように、ふたたび外来患者さんに向き合った。

●がんかて笑ろうて死ねるんや

八四歳の仙蔵さんが体調を崩して食事が摂れなくなり、病院に行ったのは今年の八月だった。胆管の閉塞で黄疸がでている。閉塞部位にステント（内側から広げる筒状のもの）を留置する治療を受け、症状はなくなった。閉塞の原因はおそらく胆管がんだろうといわれたが精査を断り二日で自己退院した。元気を取り戻した仙蔵さんは自宅に隣接する畑で農作業に精を出した。退職後菜園作りに打ち込んでいた。丹精込めた野菜を虫食いだらけだが味が良いと近所の人が買い求める。それが仙蔵さんの日々の生きがいだった。

一二月に入り黄疸が出てきた。食事も摂れなくなり畑仕事もできなくなった。病院に行ったが、この状態では処置はできないと言われ、思いあまってクリニックに相談に見えた。高度の黄疸が見られ、嘔気《おうき》のため食事はほとんど摂れず全身の掻痒《そうよう》を訴えた。腹部エコーではステント閉塞による肝内胆管の拡張と腹水が見られ、胆管がん末期、がん性腹膜炎と診断した。「かゆみはつらいですね」、当面送迎サービス利用で毎日かゆみを和らげる注射と最低限度の点滴をすることにした。通院困難になれば往診に切り替えることをご家族と確認した。一週間後、送迎サービスを使っても通うのがつらいと言われた。

「それじゃ明日から往診に行きますね。点滴は家でしましょう」

休日の朝、気になったので仙蔵さんの家に往診に行った。一晩中身体をかゆがり、わけのわからないうわごとを言っていたと奥さんは言う。肝性脳症だ。明日より点滴内容を変えよう。ご家族に病状説明をして、正月までは厳しいかもしれないと告げた。仙蔵さんをベッドの真ん中に座らせ、脇に奥さん、後ろに娘さん、お孫さんが並び記念写真を撮った。

「次に来たときに持ってきますね」

二日後、往診のはじめに仙蔵さんの家に着いた。障子を開けるとベッドの仙蔵さんの呼吸は止まっていた。「仙蔵さん、仙蔵さん」と呼びかけ、後から入ってきた奥さんと一緒に身体を揺すった。反応はなかった。心停止、瞳孔の対光反射消失を確認し、臨終を告げた。仙蔵さんは穏やかな顔で目を閉じていた。

「今日の点滴を終え、おなかが痛いと言っていたが静かになったので買い物に出かけて帰ってきたところです」

三〇分も経っていないという。いつ何時と覚悟はしていたものの、あまりに突然のことで奥さんも驚いた様子だった。

「ご家族に至急連絡を」

電話をかけ終えた奥さんに、持ってきたご家族との写真を手渡した。

仙蔵さんが笑っている。奥さんが笑っている。娘さんもお孫さんも笑顔にあふれている。この最後の家族写真を見ていると仙蔵さんが、「がんかて笑ろうて死ねるんや」そう言っているように私には思えた。

●精神の集中

パーキンソン病を患う哲也さんは老舗の和菓子屋の御主人だ。手指の振戦（ふるえ）、四肢体幹の固縮（こわばり）、姿勢反射障害のため、細かい作業が困難で歩行もおぼつかない。

「お仕事はできていますか」

「なんとかできていますが、午前中と忙しいときは夕方もやりますが続きません」

「お菓子作りというと、ずーと立ち仕事で粉をこねたり丸めたり……」

「いや、そんな作業はほかの職人さんがやってくれて、私は主に季節に合った新しい和菓子作りです」

「いつもそのお店に行けば売っている名物というか……」

「定番菓子ですか。私は作りません。飽きられないように季節菓子を創作するのです」

「和菓子作りの伝統を踏まえて新しい工夫を生かす。ほとんど伝統工芸の世界ですね」

「からだが思うように動かなくて以前のようにはいきません。手も震えるし」

「私の患者さんで脊髄小脳変性症の方ですが、四肢の失調があって細かいことをしようとすると手が震えるのです。箸も持てません。服のボタンもはめられず、歩けません。仕事は機械時計の修理、マイスターと呼ぶような腕を持っておられて全国からロレックスなどの高級時計の修理の依頼が来るのです。不思議なことに作業台に座って拡大鏡を頭にはめて、ピンセットや専用の工具を手に取って、時計の蓋を開けて作業を始めるとピタッと手の震えが止まるのです。不思議なものだと本人も奥さんも驚いています。人生をかけて打ち込んできた好きな仕事に向き合う。精神を一つのことに集中する。そんなことが身体の障害を凌駕するひとときを作っているのでしょうか」

「そういえば私にも経験があります。実は同じパーキンソン病の人と卓球をすることがあるのですが、その人も私もラケットを持って卓球台に向かえば、ぱっと手の震えが止まるのです。ふしぎなもんです。それなのに仕事のときは、机に向かっても手の震えが止まらない。ほんとは仕事が嫌なのかもしれませんね」

「創作菓子のマイスターがそんなこと言ってもらってはこまります」

そう言って私は哲也さんの背中をポンと叩いた。

●何十年来の願い

脳性マヒのマー君は若いときから診ているので今でもマー君と呼んでしまうが、今年で五一歳になる。脳性マヒの障害を持つ人は成人期に元々の障害の悪化や、今までなかった新たな障害が現れてくることがあり、私たちはそれを二次障害と呼ぶ。

マー君も頸椎症性頸髄症による四肢マヒの進行があって、寝たきりＡＤＬ（身辺処理）全介助、車いす座位のみ可能。重度の構音障害により発語は単語レベルで明瞭度は極めて低い。日常生活レベルの聴覚的理解能力はあるが難聴を合併している。年齢と現在の障害程度より判断し、機能障害の改善はあまり期待できないと考えられたが、昨年頸椎外科に紹介し、手術を受けることができた。

術後左肩の痛みが軽減し、左手指も少し動かせるようになった。退院後、術後リハビリテーションを生協病院で行い、電動車いすの操作訓練をしている。

「マー君、電動で外出できるようになったらどこに行ってみたい？」

外来診察時に聞いてみた。

「でぃ、でぃ、でぃ、でぃず、でぃず……」

マー君は精一杯声をふりしぼり繰り返す。付き添っていた妹さんが気づいた。

「ディズニーランドと違うの？　ディズニーランドやろ」

マー君はうなずき、にこにこ笑う。意思が通じた喜びだ。私たちも微笑んだ。

でも。えっ？　という気持ちも心をかすめた。五一歳の中年のマー君が外出したい先の第一にディズニーランドを選んだことに、なんとなく違和感を感じたまま帰宅した。

家で考えてみた。

日常生活のすべてに介助を受けて限られた空間の中での生活。その年齢層にふさわしい生活体験の獲得は望むべくもない。移動もすべて介助。そんな彼が電動車いすの操作訓練のなかで、たとえ付き添いつきであっても、自ら望むところに移動できる自由を人生で初めて手に入れた。

マー君のディズニーランドは青年時代からの夢だったのだ。何十年来の願いだったのだ。

●楽しみ楽しませること

念願のディズニーランドの旅がかなったマー君が外来に来た。重度の脳性マヒで歩行ができないマー君が電動車いす操作をマスターし、自らの意思で移動する能力を手に入れて、一番行きたかった憧れの地がディズニーランドだった。

「なにがいちばんよかった?」

言語機能にも重度の障害があるマー君がしぼりだすような声を発した。

「パレード」

その眼は輝いていた。お土産をいただいた。赤と黒のツートーンカラーのキャラクターボールペン。

「ありがとう。大事にするね」

マー君がなにかしゃべろうとしている。

「……ダンス」

同伴してきたヘルパーさんが口を添えた。

「車いすダンスの発表会で舞台に立ったんですよ」

先日、マー君から「車いすダンス」発表会の写真入りはがきをいただいていたことを思い出した。マー君たち脳性マヒの障害を持つ仲間が、男も女も着飾って演出家の指導のもと、電動車いすを操り舞台で輪舞する。男女の出会いがあり、集う喜びがあふれている。出演した仲間の楽しげな表情が印象的だ。はがきにはこうあった。

「たくさんの人前で自分を表現できたこと　嬉しく思っています」

そうだ、マー君は電動車いすによって、自らの意思で移動する能力を手に入れただけでなく、自己表現の手段を手に入れたのだ。

舞台の上で電動車いすを操り仲間とともに踊る。自ら楽しみ、見ている人を楽しませる。

顧みて私たちの日常では、観客である私たち「楽しむ人」と「楽しませる人」エンタテナーに分かれている。「楽しむ人」の気晴らしや気分転換の種は巷にあふれているが、それで人生の深い充足感が得られることは少ない。大部分の「楽しませる人」はプロとしての真剣勝負の毎日で、自らの仕事を楽しむ余裕はおそらくないだろう。

重度の障害を持ちながらも、自ら楽しみ、人を楽しませるというマー君の「車いすダンス」は、ひとの「生きがい」を考えるうえで大切な示唆を私たちに与えてくれる。

●生涯のたからもの

午前四時三〇分に携帯が鳴った。往診担当のちあきからだ。がん末期の実さんの呼吸がおかしいとのこと。服を着替え、ヨーグルトを口に入れ四時五〇分に家を出た。まだ真っ暗だ。竹やぶのらせん道を下り国道に出た。見通しの良い直線に並ぶ信号が一斉に赤から青に変わった。和泉山脈の暗闇を背景にした青の点列を見てうつくしいと思った。

五時三〇分にクリニック着。ちあきと実さん宅に急ぐ。東に見える信貴の山の端がかすかに白んできている。

奥さんにあいさつをして実さんの診察に入った。意識は既になく、顎をしゃくりあげる下顎呼吸、血圧、経皮酸素濃度は測定不能。そのいずれもが死期の近いことを教えていた。

「いかがでしょうか」

「ほどなくと思います」

急を聞いて孫たちが駆けつけてきた。涙顔である。

奥さんと娘さんが迎えた。二人ともここ数日はほとんど寝ていない。孫たちのおばあちゃんである奥さんが口を開いた。

「おじいちゃんに声掛けたり、手握ったり」

「おじいちゃん、おじいちゃんが『がんばりや』て言うてくれたから大学通ったんやで。入学式に来てくれるて言うたやん。おじいちゃん」

涙の絶叫が実さんの身体を揺さぶった。

五人の孫とその親たちに囲まれ、手を握られて実さんは静かに息をひきとった。

孫たちにとって祖父を家で看取った体験は生涯の思い出になるに違いない。祖父はこれからも家族、とりわけ孫たち若い世代のこころのなかに生き続ける。

日本医療福祉生協前筆頭理事の高橋泰行先生は在宅看取りを「こころの再生の医療」と言った。ひとは死んでも家族のこころに存在感を持ち続けることが可能であり、そのことを体験できる場が在宅看取りなのだ。

この間、献身的に介護を続けてきた奥さんの妻としての感慨はもっと先のことになる。

●臨時往診

三月に入ってから土日の夜に往診依頼がないなあ。めずらしいことだ。

そんなことを考えていたところに電話が鳴った。往診担当看護師から九七歳のよねさんのご家族から、三八度の熱発と連絡があったとのこと。八時クリニック待ち合わせと約束して家を出た。日曜日の夜だから高速はすいている。堺料金所通過。見なれた風景が通り過ぎる。昼に読んだ本のことを思い出していた。

長崎医科大放射線科教授永井隆は被爆後臥床生活を続け、昭和二六年に白血病で亡くなった。敬虔なクリスチャンであった永井は、原爆の恐ろしさを世界に知らしめたい一念で『長崎の鐘』『この子を残して』『ロザリオの鎖』など多数の本を世に出した。その著『如己堂随筆』で書いている。

「近ごろの私は、原子爆弾そのものよりも、原子爆弾を使おうとたくらむ人の心が恐ろしくなった。科学は政治を支配したが、科学者は政治家に支配されている。ここに現代及び将来の不安がある。永遠の平和は、科学者が政治家の支配から独立し、科学を戦争手段から取り返し、人類の幸福や文化を高める本来の目的のためにだけ用いるだけの、勇気と実力にかかっていると私は思う」

六五年前の文章である。「原子爆弾」を「原発」と読み替えてもよい。この文章は現代日本の現実にリアリティーを持って迫る。

クリニックに着いた。往診担当看護師のとしえが先に来ていた。

「お疲れさん。採血セットと抗生剤点滴と維持輸液五〇〇、連結管も用意して」

三キロほど走ってよねさん宅に着いた。

「遠くから、夜分に雨のなか、ご苦労様です」

玄関に迎えに出たお嫁さんのほっとした顔。勝手知ったよねさんの居室に入る。

「よねさん、どんな具合ですか」

返事はないが視線をこちらに向け苦しそうではない。発熱以外バイタルサインも安定している。

「何の熱かはわかりませんが、高齢でもありますし、食事も摂れていないので血液検査と点滴をしておきます。熱が続けば明日も往診に来ます」

お嫁さんにそう言って看護師に採血点滴を依頼した。としえがてきぱきと処置をしている間に、この前の往診で撮った写真を額に入れ差し上げた。

「おばあちゃん、この前先生が撮ってくれた写真やで。見えるか」

よねさんの顔の前に写真をかざし、お嫁さんが呼びかけた。

声は出せなかったが、よねさんの視線が動いた。

毛糸の編み物が好きで、往診に行くとベッドの端で編み棒を動かしていた。

「ご精が出ますね」

そう言うと、よねさんはいつもにこにこ笑っていた。

「なにか変わりがあったらお電話くださいね。おだいじに」

「ほんとに助かりました」

「これで落ち着いてくれたらいいのにね」

そう言い交わし、よねさん宅を後にした。

●人生最後の言葉

義母が亡くなったとの連絡が妻の携帯に入ったのは午後一〇時過ぎだった。二時間ほど前に義兄から妻に電話があり、状態が思わしくないのでかかりつけ医に往診を頼んだ。点滴をしてもらい今晩は持つでしょうとのことだが、一応連絡しておくとのことだった。

実家のある出雲市へ妻と深夜の高速を走った。夜が明けた頃に到着した。築二〇〇年という本家の座敷に安置されている義母の顔は威厳に満ちたものだった。

病弱の夫と三人の子どもを抱え、困窮のなかで、子育てと本家を守る使命感を支えに生きてきた矜持《きょうじ》を見る思いだった。

長患いではなかった。九三歳という年齢相応に、ここ二年は寝たり起きたりの生活ではあったが、身辺処理は自立していた。トイレ歩行に家族の手を借りるようになったのは、最近転倒して腰を打ってからのことである。「下の世話」を受けることには最後までこだわりがあったようで、おしめはもとよりポータブルトイレもいやがった。介助を受けても歩行がおぼつかなくなって、心ならずもベッドで「下の世話」をゆだねるようになったのは、わずか一週間前のことだ。

亡くなる二時間ほど前、枕元に義兄を呼んで「病院には行きたくない、この家で死なせて」といった。そんなことは心配しなくてもよいといいながら義兄は母の背をさすった。安心したのか、その力も失《う》せたのか、それからはもう言葉を発することはなかった。嫁や急の知らせに駆け付けた義姉の声かけに、わずかにうなずいた。受話器から呼びかけるかわいがっていた孫の声を耳に最期の時を迎えた。

この家に嫁いで六三年間、すべての思いが詰まった住み慣れた部屋で、家族に囲まれてその人生を終えた。

背筋をすっとのばして生き抜いた義母にふさわしい見事な往生といってよいだろう。

●深い息

ヴィオラ奏者の大江のぞみさんから教わったことだが、世界的なヴィオラ奏者今井信子さんに教えを請うたとき、「深い息をしてから演奏を始めなさい」と言われたと。のぞみさんの演奏を聴いているとそのことがよくわかる。深い息をもとにヴィオラが紡ぐゆったりとしたメロディラインを聴くと、人の心は安らぐ。奏者と聴き手が音楽を介して一体化するような体験と言ったらいいのだろうか。ヴァイオリンのように神経質ではないのだ。これまでオーケストラの伴奏楽器のように思っていたヴィオラの音楽世界を初めて体験した。

そのとき「深い息をしてから……」の言葉に、同じ体験がどこかにあったようだと感じた。そうだ、それは難病やがんの患者に病気の告知をする際のことだ。

深い息をして、それからその場に臨む。患者や家族にとって、人生の一大事になることを話すのだ。落ち着かねば、もちろんそれもあるが「最後まで患者や家族を見離さない」という決意を自らに言い聞かす意味もある。

事の前に深い息をすることは人生において大切な心得かもしれない。

●笑いごとではない

往診の最中、突然ケアマネジャーから電話がかかった。約束していた患者さんの家を訪問したら、患者さんが一二時間も風呂に入ったままだったのを助け出せた。往診に来てくれないかとのこと。往診患者ではないがクリニックの患者さんなので自宅に急行した。独り暮らしの実郎《じつろう》さんは数えで九〇歳。ソファに座っていて意外と元気そうだった。

「救急車を呼ぶというから、そんなことはせんでもええというたんや」

という。そのいきさつはこうだ。

「このごろ夜型の生活になっていて夜の二時頃風呂に入ったんや。湯船の中ですべって動けんようになってしもた。しょうことなしにそのまま湯船の中でじっとしてたら、夜が明けたが誰も来ん。午後二時になってこの人が来てくれて助かった」

ケアマネジャーが玄関で「実郎さん」と声をかけても返事がない。部屋の電気がついていたので裏に回って「実郎さん」と呼ぶと、中から「おーい」と返事があって、家に入ってみると、浴槽の中に両膝を抱えてエビのように丸まった実郎さんを発見。自分の力では浴槽から出られず一二時間、身動きできず湯につかっていたのだ。ケアマネジャー一人の力では引き上げられず「救急車をよびます」と言ったものの、「そんなことはせんでもええ」と意気軒高の実郎さん。

途方に暮れていたときに銀行の営業マンがたまたま訪問。手を貸してもらってようやく救出したとのこと。皮膚はふやけて、ところどころ擦過傷で赤くなっている。意外と元気なので安心したが間一髪のところだった。

溺れ死なくてよかったね実郎さん。

高齢者の独り暮らしに潜む、周囲に「目」がない危険を間の当たりに見た思いだ。さっそくケアマネジャーに、浴槽の中に沈めて吸着ゴムで固定する椅子を入れて下さいとお願いした。

●書類書き

医師は患者さんと接しない時間の多くを書類書きに追われている。

患者を他院に紹介する「診療情報提供書」を、私の診療所では年間六〇〇枚書いている。

「介護保険主治医意見書」「自立支援法主治医意見書」「身体障害者手帳診断書」「障害年金診断書」「特定疾患臨床個人調査票」「特別障害者手当診断書」「疾病保険診断書」「後遺障害診断書」「訪問看護指示書」「訪問リハビリテーション指示書」「車いす意見書」……きりがない。

その多くは患者の診察後、時間が取れるときを見計らい、カルテを見ながら作成するが、未着手、未完成の書類が診察室の後ろのかごに山積みになってじっと私を見ている。提出期限のあるものばかりだから、そのプレッシャーは計り知れない。

毎朝始業一時間前に出てきて少しずつ処理しているのだが、なかなか追いつくものではない。時間のかかるものも多い。そこで「持ち帰り仕事」にするのだが、毎日へとへとで帰宅することが多いから、手を付けないまま職場に持って行く。持って帰って、また持ってくるだけなら持って帰らない方がいいと思う、と聡明な職員に諭される。その通りだ。

一枚完成するのに一時間近くかかる診断書も多い。途中であぁ面倒くさいと思ってしまうこともある。しかし、主治医の診断書がなければ、さまざまな制度やサービスの利用、生活の糧としての年金や介護手当取得などが不可能になる。一枚の診断書が患者さんの将来の生活を、人生を左右しかねない。そう思うことで気を取り直しボールペンを握り直す。

そんなとき『六千人の命のビザ』、第二次世界大戦中の駐リトアニア領事代理、杉原千《ち》畝《うね》*を思い出す。及びもつかぬことだけれど。

＊杉原千畝（一九〇〇～一九八六年）
第二次世界大戦時、赴任中のリトアニアで、ナチス・ドイツの迫害から逃れてきたユダヤ人のために、外務省の訓令に反して、一九四〇年七月から八月に約六〇〇〇人のビザ（通過査証）を発給した外交官。『六千人の命のビザ』（杉原幸子　大正出版）。

●落ち葉

八六歳の順さんは一〇年前よりパーキンソン病を患っている。今はねたきりＡＤＬ（身辺処理）全介助だ。八〇歳の奥さんと二人暮らし。意識レベルも絶えず変動し、しばしば呼びかけや外からの刺激にまったく反応しなくなる。意識がはっきりしているときは奥さんが手引き歩行で、ベッドから台所まで連れて行き食事を介助する。意識障害に加えて認知症があり、月のうち半分近くはほとんど食べられない。脱水にならないように、在宅で定期的に点滴を実施している。

日中はデイサービスに通所しているが、夕方から朝までは奥さんが看ている。炊事、洗濯、買い物など日々の家事に加え、おむつ交換、食事介助、介助歩行などなど、毎日の決まりごとが延々と続く。高齢の奥さんには介護負担が過重なので、家族会議で施設入所も検討されたが、「施設は主人がいやがるから、私が看られるところまでは看ます」とのことで在宅生活を継続している。

以前こんなことがあった。

「主人が天井を見て蝶が見えるというのです。なにもいないのに」

「それは幻覚の一種で幻視ですね。どんな蝶ですか」

と聞くと、順さんはにこにこと笑い、

「新聞紙のように大きなちょうちょがばたばたと羽をゆらしながら向かってくるのです」

順さんはこのシュールなイメージを別に怖がる様子もなく、淡々と語ってくれた。

今日の往診で、ベッドに寝ている順さんを見ながらそんなことを思い出していた。

「順さん、日が落ちると寒くなってきましたね。お体いかがですか」

「まあまあです」

今日は意識が割とはっきりしていて言葉が聞けた。最近ではあまりないことだ。夕食もそこそこ食べたという。こんな日が続けば点滴に頼らなくてよいのだが。

「今日の午後、外へ行くかと聞いたら、主人が行きたいと言ったので車いすに乗せて近くの公園に行きました」

パーキンソン病、独歩不能の八六歳を八〇歳の妻がベッドからの起き上がりを介助し、手引き歩行で玄関まで誘導し、車いすに乗せて公園まで押していく。すべて力仕事「老・老介護」の典型だ。

「お大事に」そう言って玄関に出た。

上がり框《かまち》に公園で拾ったのだろう色とりどりの落ち葉が並んでいた。そこにはつらい介護のなかにも、穏やかな老人夫婦のひとときの秋があった。

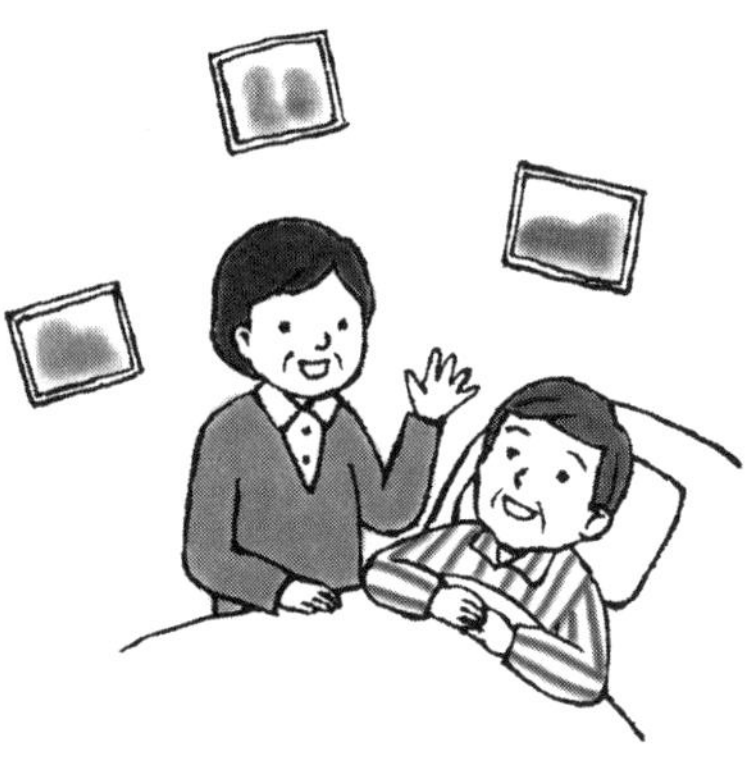

●片想い

森永ヒ素ミルク事件*の被害者洋一さんのことを思い出す。

洋一さんは重度脳性マヒで四肢の自由がきかず寝返りもできない。身辺処理のすべてをご両親にゆだねる生活である。年々関節拘縮や側弯が進行し、衣服の着脱も大仕事だ。ご両親は洋一さんの生活体験を豊かにするため、寝た姿勢のままで移動可能な車いすを作成し、四季折々に自家用車で各地を旅行した。

洋一さんはボランティアの相川さんに勧められ、そんな体験を俳句・川柳に詠んだ。重度の構音障害のため、言葉の伝達は困難を極める。週一回、相川さんが聞き取り役となって洋一さんの句作を書きとるのである。それをご両親が『俳句川柳集』としてまとめた。

洋一さんが三八歳のとき、私は意思伝達装置の導入を考えた。洋一さんの意思に沿って動かせる身体部位を探した。頸部をわずかに回すことだけが実用的にスイッチ操作を可能にした。しかし不随意運動がしばしば誤動作を引き起こす。連日汗まみれの猛訓練を自らに課し、洋一さんはついに意思伝達装置の操作をマスターした。三八歳にして洋一さんは書字能力を獲得したのである。

新たな能力の獲得という、人としての発達の過程を一歩前に進めたのだ。
『俳句川柳集』第三巻より洋一さんの句を紹介する。

友達の　名前を打った　嬉しさよ
部屋の中　蝶が舞い込む　夏の宿
片想い　信じてもらえず　安心し

誰も知ることがなかった洋一さんの心象風景だ。

＊森永砒素《ひそ》ミルク事件
森永乳業の粉ミルク製造過程の安定剤として使用された第二燐酸ソーダに含まれていた砒素により、一九五五年六月ごろから、西日本を中心に乳幼児一万三〇〇〇名に中毒症を発症させ、一三〇名以上の死者が出た。実験段階では純度の高い試薬一級だったが、量産にあたって工業用を使用していたことが判明した（森永乳業がこれを認めたのは事件発生から一五年後の一九七〇年民事裁判中）。被害者の中には、現在も脳性マヒ、知的障害、てんかん、脳波異常、精神疾患などの疾患・障害がみられ、重複障害に苦しむ人もいる。

●美談にしない

随分以前になるが、往診患者に多発性脳梗塞でねたきりの智恵さんがいた。六〇代後半の女性患者である。

重度の血管性認知症を合併していたので発語もなく意思の疎通もできない。智恵さん宅の隣家に豚小屋があるので、そのにおいがたえず漂ってくる。そういう中で娘さんが終日身の周りの介護のすべてを担当していた。智恵さんの起居移動動作は全介助であったから、時間ごとの体位変換、おむつの交換、一口ずつスプーンで食べさせる食事介助、着替え、濡れタオルで身体を拭くなどなど、入院中に看護婦より教わった身体ケア、ケアを忠実に几帳面に毎日こなしていたのは娘さんの性格なのだろう。まだ介護保険サービスのない時代のことだ。週一回は訪問看護婦が来ていたが、日々の介護負担の重さは想像に難くない。

介護の相手とコミュニケーションができる場合はまだ良い。「ありがとう」といった感謝の言葉の一言が気持ちを和ませ介護意欲を支える。しかしそれは少数派にとどまる。認知障害を伴わず、コミュニケーションに問題がなくても、感謝の言葉を発しない例は特に高齢男性患者には多い。ねたきりのご主人を介護している奥さんに聞いたことがある。

「おまえに世話をかけてすまんな、なんてことおっしゃいますか?」

即座に、

「そんなこと言いますかいな。思うてもおまへん」

まあそんなものだろう。

認知機能が低下して状況判断ができなくなると、患者がいやがる介護の際に抵抗し「あほ、ばか、出ていけ」といった暴言を吐くこともある。「そんなときには、はよ死ね、という言葉がのど元まで出てきて、ぐっと飲み込んでこらえるのです。それを言うとおしまいですから」そのように語った奥さんがいる。

智恵さんの話に戻る。発語もない、アイコンタクトもない植物状態に近い患者を支える介護意欲はどのようにして維持されるのであろう。身寄りは自分だけという母親の介護に専念しながら、すでに何年か経った娘さんに聞いてみた。

「自分の母親ですから」

娘さんは穏やかにそう語った。そのほかに言いようがなかったと思うが。

私たちは往診の際にしばしば娘さんを励まし介護の労をねぎらった。娘さんの介護意欲が萎《な》えないようにと考えたからだ。何年かして智恵さんは亡くなった。娘さんの献身的な介護は終わった。おそらく母親の介護に専念された何年かに、悔いはなかったと思われる。それなりの達成感を感じていたかもしれない。しかしである。

私たちは娘さんに適切な援助ができたのか。

豚小屋からのにおいの漂う狭い部屋で、献身的にねたきりの母の介護にあたる娘さん。介護意欲が萎えないように励ます私たち。そして在宅での看取り。

絵にかいたような「美談」を私たちが勝手に作り上げていたのではなかったか。娘さんはこの何年かの母の介護のために、仕事も辞め婚期を逸したかもしれない。私たちが励ますことによって、美談の主役を全うする以外の、人生の選択肢を娘さんから結果として奪っていたかもしれない。そんな思いが残る。

なぜ、早い時期から「施設や療養病棟という選択肢もあるのですよ」と言ってあげなかったか。たとえそう言っても「家で看ます」と言われたにせよ。

私たち介護を支援するものが、勝手な「美談」を作ってはならない。マスコミの介護報道にしばしばみられる陥穽《かんせい》にはまってはならない。

●冬の大三角

午前二時五八分、枕元の往診緊急携帯が鳴った。クリニックのナースしのぶからだ。「チャールストンの夢」を語ってくれた在宅患者の美智子さんの呼吸が止まったとのこと。五〇分後にクリニックで落ち合うことにして着替えて家を出た。府道に出るまで車で坂を下る。真っ暗な竹林を通して、街の光が左へ右へときらきら輝く。深夜の高速道路は大型トラックが多い。一〇〇キロを超える速度で私の車を追い越していく。三時五〇分にクリニックに到着。往診かばんを持ってナースと美智子さん宅に急ぐ。主介護者である娘さんと息子さん、お孫さんが待っていた。バイタルサインを確認して臨終を告げた。

「トイレに行きたいと言ったので介助して連れて行って、ベッドに戻ってほどなく息が途切れたのです。お正月まではなんとかと思っていたのですが」

「ご家族も本当によく看取られました。ここのところ娘さんも体調を壊されて点滴などしていたから、共倒れにならないか実のところはらはらしていたのです。望んでおられたお家で、ご家族に看取られ逝くことができて、おばあちゃんも本望だったと思いますよ。ご冥福をお祈りします」

最期まで自らトイレで用をたすことを望んだ美智子さん。

三日前には見舞いに来たひ孫に、

「冷蔵庫にあるアイスクリームを食べさせてあげて」

と気遣ったという。

娘さんと撮った笑顔の写真がベッドを見下ろしている。

美智子さんの死顔を見ながら、八〇年の時空を超えて、やんちゃで友を引き連れ柿の木に登ったり、チャールストンを踊る姿を想像した。

美智子さんは九二年の人生を生き切った。

患家を後にしクリニックに戻った。車を降りると、

「まあきれい。星がいっぱい」

しのぶが空を見上げてそう言った。

「オリオン座が見えている。冬の大三角も。オリオン座のベテルギウス、おおいぬ座のシリウス、こいぬ座のプロキオン」

夜空に輝く星を指さしながら私は問わず語りにそうつぶやいた。

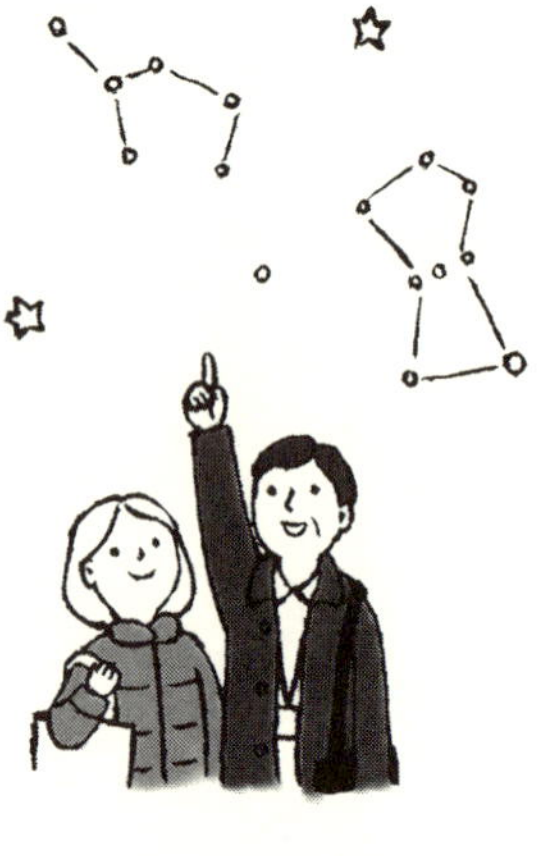

●「よめのゆうとおり」

神経難病の勝義さんを奥さんは日々懸命に介護してきた。「在宅療養支援チーム勝義」が定期的に自宅でサービス担当者会議を開催し、定期往診、訪問介護、訪問看護、訪問リハビリテーション、ショートステイなど、種々の介護保険サービス利用を進めてきた。稲刈り期間のレスパイト入院（介護者の休養を目的とした短期入院）も実施した。しかしその間も障害は徐々に重度化し、夜間の排泄介助が困難となってきた。奥さんの介護負担を考慮すると夜間帯の介護サービス導入など、思い切った提案をしない限り、在宅療養の継続は困難と判断した。ご家族は施設入所を希望された。住み慣れた自宅での生活継続を強く願う勝義さんは頑固一徹、なかなか同意されなかった。時間をかけて理解してもらうしかないな、そう思っていた。

私は以前訪れたデンマークの老人ホーム施設長が語った言葉を思い出していた。

「わが国では介護は社会がみます。家族は愛情を注ぐのみ」

問題は自宅か施設かではなく、自宅での人間関係、とりわけ夫婦のこころの通いあいが、施設に入所しても継続できるかどうかなのだ。

往診の際、この話を勝義さんご夫婦にぜひしたいなと思っていた矢先、新しい施設開設に合わせて入所日が急に決まった。

これからは施設の担当医に主治医をバトンタッチすることになる。今日が最後の往診日だ。前回の担当者会議後に勝義さん夫婦を囲み撮った写真を額に入れて持ってきた。勝義さん夫婦は喜んでくれた。ケアマネジャー、難病担当保健師、クリニックの看護師と私で入所する施設のスタッフを交え、申し送りを兼ねた担当者会議をした。最後にケアマネジャーが勝義さんに聞いた。

「勝義さん、今のお気持ちを聞かせてください」

勝義さんはトーキングエイドに一字一字自らの思いを印字し終わって、音声スイッチを押した。

参加者みんなが押し黙り、かたずを飲んで見守った。抑揚のない電子音が部屋に響いた。

「よめのゆうとおり、よめのゆうとおり」

緊張の糸が切れて一同大爆笑。勝義さんも笑った。

「施設に入っても奥さんは毎日会いに行かれるから、今とそんなに変わらないよ」

「元気で行ってね。また会いに行くから」

勝義さんはなみだを浮かべ、握る手を握り返した。

●冷蔵庫のジュース

在宅難病患者の勝義さんが施設に入所して三カ月たった。その間、忙しさにかまけて一度もお見舞いに行けなかった。主治医をバトンタッチした施設の先生からは、また顔を見に来てやってくださいと勧められていたのに。やっと、今日お見舞いに行った。

「勝義さん」、声をかけるとベッドの勝義さんは覚えていた。手を握ると頬を震わせた。声は既に出ない。

私がしゃべり、文字盤を眼前にかざした。勝義さんは一字一字、文字盤の文字を指でなぞった。

「く・ち・が・う・ご・か・な・い」

家で介護に奮闘されていた奥さんのことを聞いてみた。

「あ・し・た・く・る」

施設入所後も頻繁に通っておられる。

部屋には自宅で撮ったご家族との写真、私たちとの写真が飾ってある。

「お家にあった写真飾ってありますね。お孫さんの写真も。お孫さんお見舞いに来ますか」

勝義さんはまた頬を震わせた。お孫さんのことを思い出したのだろう。

「のどが渇きますか」

口に吸い飲みで少量の水を注いだ。しかしうまく嚥下できなかった。

「れ・い・ぞ・う・こ・に・じ・ゅ・ー・す・が・あ・り・ま・す」

「ジュースが飲みたいのですか」

勝義さんは首を振った。

「サイダーが飲みたいのですか」

勝義さんはまた首を振った。

「せ・ん・せ・い・が・の・ん・で・く・だ・さ・い」

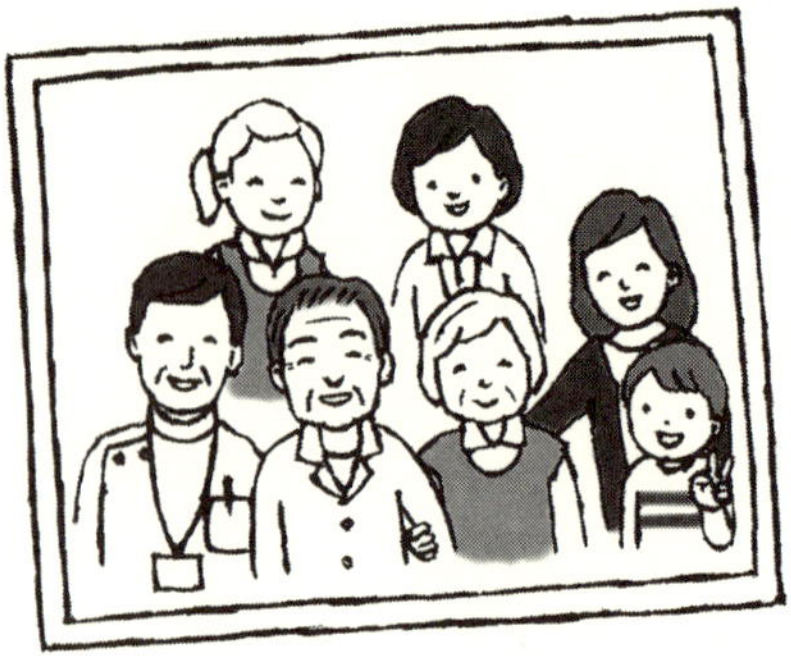

やっとわかった。そういうことだったのか。勝義さんの心遣い。在宅療養されていたときもそうだった。往診の際、診察が終わるころに勝義さんはきまって奥さんに目配せをする。お茶とお菓子の合図だ。私たちは奥さんの差し出すそれをいただいてお暇《いとま》する。車いすの勝義さんが笑顔で私たちを見送る。客人への礼儀として何十回と繰り返された、その

ことを思い出した。いただくべきか断わるべきか迷った。

「ありがとう。勝義さんが飲めないのに私だけいただけません。ごめんね」

勝義さんは悲しげな顔をした。この人は極限状況でここまでひとを気遣えるのか。私は思いを言葉にすることができなかった。

「勝義さん、また来るね」

そう言って手を握って病室を後にした。

●腕のなかで

一週間前に急性の肺炎、呼吸不全でクリニックから救急病院に搬送した良子さんのことが気になっていた。

「良子さんの呼吸が荒く酸素飽和度も上がらない」

担当訪問看護師から電話が入り、クリニックの送迎車で迎えに行って外来で診察した。前回往診時と打って変わって、呼吸は早く浅く苦悶の表情だった。手短に診療情報提供書を作成し救急病院医療連携室にファックス、担当医師と電話で受け入れを確認し救急車を呼んだ。「ちょっときびしいかな」そんな気持ちが心をよぎった。

同居の息子さんは仕事に出ている。昼間独居の良子さんは、がんの肺転移で徐々に体力が落ちてきていた。一カ月前まではベッドからずり這いでなんとか居間にまで行けていたが、最近はポータブルトイレにも移乗できず、ねたきり状態でおむつをつけていた。息子さんは出勤前に朝食を食べさせ、仕事を終え夜遅く帰宅すると、毎日良子さんを抱いて湯に入れた。

「湯船に私を入れた後、自分一人で上がってこい。これもリハビリや、とひどいことを言うんです」

良子さんはしっかりした口調でそういった。言葉とはうらはらに、むしろうれしそうな表情を浮かべて。

今日の往診で近くを通ったついでに良子さんの家に立ち寄った。家の電気がついていた。こんな時間に息子さんが帰っていることは珍しい。息子さんが出てきた。

「おかあさんの具合はいかがですか」

私の言葉を遮るように、

「母は今朝五時に亡くなりました」

「えっ」と驚きながら居間に入ると、ベッドに良子さんの遺体が安置してあった。穏やかな死顔だった。その顔を撫でながら息子さんが語ってくれた。

「呼吸がおかしいと病院から連絡があり、昨日の夜、病院に駆けつけました。意識はなかったけれどまだ呼吸をしていました。明け方、モニターの音が変わりバタバタと足音が聞こえ、『ご家族、ご家族』と呼ぶ声が聞こえました。母は私の腕のなかで亡くなったのです」

「寝込んでちょうど六カ月、母の世話をしました。大変だったけれど本当に勉強になったと思います。つらいこともいっぱいあって、これが三年だったら、きっと自分は母を虐待していたでしょう。六カ月の間でも、世話をしている親を虐待する人の気持ちが自分なりにわかったような気がするのです。闘病六カ月で私の腕のなかで亡くなって、それも金曜日。身内が仕事を休まなくてもよいように心を配った。母は本当にすごい人です」

一気にそう語った息子さんの表情は晴れやかに見えた。

「心からご冥福をお祈りします」息子さんにあいさつし家を辞した。

息子さんご苦労さま。しあわせだった良子さん。

●微笑めば

診察室の壁に組合員さんから頂いた「絵手紙」を飾っている。

ほほえめば
微笑みが
返る

童女の絵を添えて、流麗な筆でしたためてある。

八時過ぎに出勤し、昨日書き残した書類などを書き、八時五〇分に朝礼。九時前に診察室の椅子に座りこの絵手紙を一瞥し、心の中で「よし」と気合を入れて朝の外来を始める。二時三〇分ごろまで息つく間もない時間が過ぎる毎日だ。

最近、患者さんの笑顔が嬉しかったこと。

秀樹さんは重度の脳性マヒで手足が不自由で移動手段は電動車いすだ。発語も困難で文字盤の文字を押さえることでコミュニケーションをとる。秀樹さんが文字盤で「は・ん・ど・ぼ・ー・る」と綴った。「ハンドボール?」と問いかけると、すかさずガイドヘルパーさんが「秀樹くん、車いすハンドボールを始めたのですよ。いままで両手が使えないからと諦めていたのに、ボールを膝の上に乗せてもらってチームに参加できたの」と言葉を添えた。秀樹さんは満面の笑みを浮かべて何度もうなづいた。諦めていたことができた喜び。

頸髄損傷による四肢マヒの泉さんは呼吸不全のため救急病院に入院。一命はとりとめたが気管切開、気管カニューレを装着し退院となった。初回往診時、処置をして発語可能かを評価した。

「泉さん、お名前を言ってください」

泉さんは戸惑いを見せながら自分の名前を言った後、おもわず「あ！」と声が出た。自分の声が出たことに驚いたのだ。気管切開をして声を失ってから三カ月。

三カ月ぶりの自分の声だった。泉さんの満面の笑顔もおそらく三カ月ぶりだろう。

声を失ったことの落胆と回復の喜び。泉さんの笑顔がそのことを語っている。

●よう言わんわ

八二歳の在宅患者武さんは、慢性呼吸不全で在宅酸素療法をしている。大腿骨頸部骨折後で歩行も不安定だったが、今回の入院で肺炎は良くなったが、ねたきりになってしまった。認知機能もずいぶん落ちている。

家は伝統的日本家屋で、庭には樹齢千年と言い伝えられる株立ちしたモッコクの木があって、家の歴史を物語っている。座敷には額装にされた書画が飾ってある。その中に長年の民生委員の労をねぎらう首長からの感謝状がある。奥さんの言では夫婦でもらったのはこの市で初めてとのこと。忙しい仕事や家事の合間を縫ってのボランティア活動。困っている人を見るとじっとしていられないご夫婦の人柄が偲ばれる。

この家の伝統的な夏のしつらい、籐の畳とよしずの襖、飴色に古色を帯びたそれらの調度が涼しげなたたずまいを醸し出している。そんな中に武さんは寝ている。往診の際、

「武さん、調子はどうですか。一度すわってみましょうか」

そう言って武さんの足をベッドから降ろし端坐位にした。武さんはやや苦しげに目をつぶっていた。支えがないと倒れそうだったので奥さんに横に座ってもらった。

「武さん、しんどくないよね。奥さんと一緒に記念写真を撮りましょうね。さあ、笑って」

武さんはやっと目を開けて、写真を撮られるときはそうするものと思ったのか、いい笑顔で笑った。奥さんも笑顔だ。

次の往診のときに引き伸ばした写真を額に入れて持って行った。

奥さんはとても喜んでくれた。

「ちょっとあんた。よう写ってるで。後ろのよしずの襖もええ感じや。先生上手に撮ってくれはった」

そう言って写真を武さんの眼前に差し出した。武さんもにこにこ笑って、額を手に取り、

「よう写ってる。おおきに」

写真に見入っていた武さんが突然口を開いた。

「ときに、わしの横に写ってる女の人は誰や?」

意味を計りかねた奥さんは一瞬沈黙した。そして、

「結婚前のあんたの彼女と違うか。よう言わんわ」

その場にいた私たちも含め一同大笑い。武さんも一緒になって笑った。武さんは何がおかしくて笑っていたのか、それはわからない。

●夢は祭りを

大阪の祭りと言えば天神祭が有名である。

七月二五日は船渡御と花火で大賑わいだ。大阪観光の目玉として全国から観光客を集める。一方、有名ではないが地元の祭りとして江戸時代より連綿と受け継がれてきた祭りも多くある。古来大阪の東部を河内と呼び、南部を泉州と呼んできたが、河内の祭りは布団太鼓が多く、泉州の北部(堺市北部)も布団太鼓だ。

それ以外の泉州の大部分は、岸和田を中心としてだんじり圏だ。岸和田のだんじり祭り

は観光客も多くすでに全国区となっているが、河内の布団太鼓は、昔も今も地元の人たち自身が運営し楽しむ、自分たちの祭りと言ってよい。

布団太鼓は、台木の上に四本柱が組まれ人が乗り太鼓を叩く。櫓《やぐら》の天井には上ほど大きい朱色の五枚の布団を重ね、細かい刺繍《ししゅう》の施してある一面二本、計八本の布団締めと呼ぶ帯で締めてある。眺めると逆ピラミッド型に見える。この太鼓台を何十人の若者が神輿のように担いで、掛け声をかけながら街を練り歩く。八尾では今年は七月二五日が祭日だ。

脳梗塞と認知症の在宅患者武さんは、嚥下性肺炎で入院した。経口摂取が困難になってきたため、胃ろうを造設した。しかし状態は安定せず在宅復帰が困難となって、療養型病棟へ転院となった。この二年間、夫の介護を支えてきた奥さんの苦渋の決断だった。

「家で看てやりたいのはやまやまですが、夜間の痰の吸引までは自信がありまへん」

高齢の奥さんに「在宅でせいいっぱい看取ってきたから無理しなくていいよ」と声をかけたが、制度上しかたがないとはいえ転院によるケアの水準低下に懸念が残った。

転院後、誤嚥性肺炎を繰り返し症状は一進一退だった。

武さんが亡くなった知らせを受けた。転院後一カ月と少しだった。クリニックを訪れた奥さんから事情を聴いた。

一五年前のことから話してくれた。刺繍など手仕事が好きだった奥さんが町会長から相談を受けた。

「うちの町の太鼓台の布団締めが傷《いた》んできたので直してくれんか、あんたの腕を見込んで無理を頼むけど」

龍を主題にした様々な模様が刺繍してある。聞けば百年前のものだという。お役にたてればと思って、ぼろぼろの布を預かり、布地を補強し色糸を揃えて丹念に刺繍を施し完成させた。

町会長さんのもとに届けると、

「ええ仕事してくれた、おおきに。実はな、あと八本あるね。無理ゆうて悪いけど、祭りまでに仕上げてくれへんか」

「ええ？　そんな殺生な。びっくりしたけど断れへん。それから祭りまでひと月半、夜もろくに寝んで八本全部仕上げましてん。町会長さんよろこんで、業者に頼むと三〇〇万かかるとこやった。すくのうてすまんけどと三〇万持って来やはったけど、そんなん受け取れませんと断りました」

それから祭りのたびに武さんと布団太鼓を眺め、苦労して作った布団締めを眺め、

「百年先の人もこうして観てくれはるやろか」

夫婦で毎年の祭りを楽しみにしていたという。

その日も病床で夫と手を繋いで祭りの話をしていた。

「もうすぐ七月二五日の祭りの日や。一緒によう観たなあ、私の布団締めの話もした。夫はふんふんと聞いていたが突然私の手を握っていた力が解けた。はっと気づいて顔を見ると目を閉じ呼吸をしていなかった」

それが臨終の瞬間だった。病棟の婦長から「こんな安らかな亡くなりかたする人はめったにおらへん」と言われた。

武さんは奥さんの手を握りながら、遠のく意識のなかで布団太鼓の音を聞いていたであろう。

夢は　祭りを　駆け巡る

●続　夢は祭りを

武さんの初七日も過ぎたので往診の途中、お花を供えにお宅に寄った。奥さんが出迎えてくれた。私と看護師のめいこと往診ドライバーの中村さん。その順で祭壇に焼香をした。

「よう来てくれはった」

奥さんは大層喜んでくれた。

「見てほしいものがあります」

そう言って布団太鼓の布団締めの写真を見せてくれた。一五年前だから武さんも奥さんも若い。龍の文様の錦糸で刺繍した八枚の布団締めが座敷の机に並べてある。奥さんの労作だ。

「あっ、これ、祭りの日に撮った写真に写ってた。見て」

めいこはスマホの画面を差し出した。鉢巻をして法被を着たギャルの後ろに、その太鼓台があった。四メートル四方はありそうな朱色の巨大な布団の上から一対の布団締めが垂らされている。登り龍と下り龍の一対。

「そや、これや」

奥さんはなつかしそうな目をしてほほ笑んだ。

それから、昨日あった怖い体験を話してくれた。葬儀の喧騒が過ぎ、初七日も終えて、今は人も去って広い家にただ一人だった。

「寝ようとしてたら、急に部屋の電気が消えて、停電かいなと思ってたら、祭壇の横の回る提灯だけ電気が点《つ》いたある。停電やったら全部消えるはずや。そんなあほな、急にこわなって解りましてん。ああ、主人のしわざや。出てきたんや。それで言うたりましてん。まだ、あんたとこ行きとうない。わては百まで生きるつもりや。そう言うたら、ぱっと部屋の電気が点きましてん」

奥さんは不思議な体験を話してくれた。疲れ果てた末に見た夢幻の境。

話し終えてほっとしたかのようであった。私たちは奥さんの話を否定することなく聴き続けた。それが今の奥さんに、私たちができる精一杯のことと感じていたからだ。

●生きて！

生きる意味はなにか、どうすれば人間らしく生きる生活の場を得ることができるか。それは身体の自由を奪われた重度の神経難病患者が直面する問題である。

最初の出会いは初めて往診に出かけたときだった。

洋一さんは車いすで私と看護師を迎え入れてくれた。障害を持つ人の住環境整備が私の往診の最初の目標になる。自宅生活で不便に感じていることをいろいろ聞いてみた。そのうえで住宅改造の要点を話した。洋一さんはあまり気乗りしない様子で、「事情があってここもあと一カ月で出ていくことになるからなあ」と言った。ほどなく洋一さんは施設に入所した。月一回往診にいくことになった。

施設生活となった洋一さんはガイドヘルパー同伴で積極的に外出した。患者会にも参加し、事務局役をかってでて機関紙を作成し患者に配布した。障害に負けずにいっしょにやっていこうと、多くの難病患者を励ました。

その後肺炎で入院した。嚥下障害により治療が長引き、一時的に人工呼吸器を導入したが全快し退院、施設に戻った。症状は進行しADL（身辺処理）はほぼ全介助となったが、机に肘をつき食事動作とパソコン操作はかろうじて維持できていた。メールを打ち、機関紙を編集し、マウスを駆使し、たくさんの絵を描いて人に贈った。

嚥下が徐々に困難になってきたため胃ろう造設目的で入院。退院に際し、今までの施設では継続困難と判定され、新たな施設に入所することになる。マスク型人工呼吸器の訓練開始と、経口摂取が可能なあいだは経腸栄養は開始しないことを患者を交えて確認した。

病気の進行に伴う機能低下で、車いすに長く座れなくなってきていた。その頃、同じ病気でこれからの生活に不安を持っている独居の患者さんを励ましてもらったこともある。

「同病の患者を励ます自分と、もうええ、これ以上生きたくない、そんなことを考えている二つの自分があるのです。この二つの自分のなかで、私の気持ちは堂々巡りをするのです」洋一さんはそのように語った。

同じ病気の女性患者みきちゃんに洋一さんのお見舞いに行ってもらった。「どうだった」と聞くと彼女は、自らに語りかけるかのように、「生きる意味、ということなのね」といった。

洋一さんは病状の悪化に伴い食事が摂れなくなり経腸栄養を開始した。リクライニング車いす座位も困難になり、終日ベッド上の生活となった。呼吸筋マヒによる呼吸不全が徐々に進行し、呼吸苦が出てきたのでマスク型人工呼吸器の装着を促した。

自分が外せない道具をつけたくないとしぶる洋一さんに、一日一回、時間を限って施設の看護師が装着するという条件で折り合った。この状況でご家族に病状説明を行った。人工呼吸以外にはいのちを繋ぐことが困難であること、主治医としては最終的には患者の希望に沿った援助をすると告げた。ご家族は、患者にはなんとしても生きて、施設での生活を続けてほしいと希望された。

病状は悪化し毎日往診を始めた。介護施設だから夜間は職員一人当直体制で看護師は不在となる。家族の泊まり込みを要請した。奥さんは連日泊まり込み、がんばった。発語が途切れがちになりコミュニケーションに透明文字盤を使った。そこに「しにたい」と書いてあるのを見つけた。奥さんは怒った。その文字を消して「生きて！」と書き直した。洋一さんの眼前に文字盤をかざして「これやな！　これやな！」と促した。しかし答えは文字盤を目で追い、「お・わ・り」とつぶやくだけだった。

深夜ベッドサイドに付き添う奥さんが休もうとすると、洋一さんは嫌がった。横についていてほしいと。奥さんが語りかけた。

「あんた今月の二六日施設の運動会や。パンくい競争あるんやて。出ような」

すると洋一さんは口をパクパクさせた。

「出るんやで。服買うてくるわ。昔テニスしていたときの赤いジャージが似合うやろ」

そう言って翌日赤いテニスウエアとテニスラケットを買いに行った。ベッドの動けない洋一さんに赤いテニスウエアを着せかけた。手の横にラケットを置いた。「よう似合うわ」。

その翌日の往診時、意識レベルが下がり、そのときが近いことを家族に知らせた。夜九時、施設からの連絡で往診、臨終を告げた。深い息を二回して息を引き取った。家族に見守られた穏やかな臨終だった。

結局、奥さんの「生きて！」の呼びかけに洋一さんは応えなかった。人工呼吸と経腸栄養で命を維持し、新たな人生を紡ぎだすことを拒否したのだ。呼吸器を装着し、言葉を失い、経腸栄養に頼る全介助の自分を、家族のだれが世話できるのか。病院では医療はあっても生活はない。施設には介護はあっても医療は不安だ。在宅療養では介護に専念できる家族の存在が不可欠だ。自らの生活を犠牲にして介護にあたれる家族は自分にはいない。

最重度の障害を身に受けた自分が、ただ命を繋げていくだけでなく「自分らしく」生きる場をどこに求められるというのか。洋一さんの残した問いは重い。

後日、奥さんと子どもさんがクリニックへあいさつに来られた。

「ご挨拶が遅れて申し訳ありません。本当にお世話になりました」

包みをさしだし、

「あの人が描いた最後の絵です。お礼にと思って」

それは洋一さんが動かぬ指をマウスにのせて、何日もかけて制作したメルヘン調の童画だった。暮れなずむ野原の田舎家。暖炉の火が窓を照らし、煙突のけむりが星屑となって夜空に立ちのぼる。

「あの人の最後の気持ちが込められているように思うのです。お墓にこの絵のレリーフを刻みます」

そう言って、奥さんはにっこりと笑った。

いい家族だ。心の澪《おり》が流れていくのを感じた。この思いを天国の洋一さんに伝えたい。かなわぬ夢だけれど。

●神経難病医療連携シート

五年程前のことである。在宅で看ている筋萎縮性側索硬化症患者の家から、食事中に突然苦しみだしたと連絡が入った。徐々に嚥下障害が進行してきていたので心配していたところだった。すぐ救急車を呼ぶようにと奥さんに言って、看護師と自宅に急いだ。救急隊とほぼ同時に自宅に到着した。

食事中に誤嚥して窒息状態になったようだ。ただちに誤嚥物を吸引して蘇生バッグで人工呼吸を開始した。意識はもうろうとしている。救急搬送先の病院を探さなければならない。救急隊員と手分けして受け入れ病院を当たった。当院にこの患者を紹介した紹介元病院は満床で断られた。市内や隣接市の基幹病院を次々に当たったがすべて断られた。中には神経難病の患者に対応できる医師がいないという理由もあった。基礎疾患がなんであれ救急救命治療を依頼しているだけなのに。持参した酸素ボンベの残量も気になる。

救急隊員も我々もいらいらしてきたときに、やっと搬送先の病院が決まった。電話をかけ始めて一三番目の病院だった。三〇分経過していた。あらためて救急患者「たらいまわし」の現実を体験した。救急車に同乗し国道を急いだ。搬送先まで二〇キロ近くある。焦る気持ちを抑えながら、規則的に蘇生バッグをもみ患者の顔を見ていた。一〇分ほど走ったところで、突然患者が目を覚ました。

「先生の手は温かいね」

よかった。意識が戻ったのだ。心の緊張が緩んだ。

そんなこともあって神経難病患者の医療連携を強めようと、保健所が医療連携シートを作成することになった。

あらかじめ、神経難病患者の診療情報を在宅主治医と基幹病院の間で交換しておき、救急時、受け入れ病院の医師が患者の基礎疾患の状況を理解し、患者と家族の希望する医療内容を確認する。受け入れ病院に患者に関する予備知識があれば、スムーズな受け入れにつながり、患者の「たらいまわし」を避けるための方策にもなる。シートの作成に当たっては、在宅主治医の往診時に難病担当保健師が同行し、患者と家族に趣旨を説明する。そのうえで希望する医療処置、最終的な療養の場について意見を求める。

医療処置の内容は、人工呼吸、心マッサージ、経管栄養など、最終的な療養の場では在宅看取りもある。設問ごとに希望する、しない、未定のどれかを選ぶことになっている。患者の人生の選択にかかわる重要な事柄であるだけに、十分な信頼関係ができている主治医が時間をかけて説明する。決して強制ではないことを話し、現時点で決められないことは率直に言ってもらい、将来気が変わることがあれば変更可能なことを話す。

何よりも人工呼吸器の装着や胃ろうなどの経管栄養の選択は、それをすることによって救命できるかどうかに留まらず、その後、患者にとってどのような生活が可能になるのかを、具体的なイメージが浮かぶように説明できなければ、決断のしようがないものである。したがって時間をかけて何回でも納得が得られるまで説明していく必要がある。シートは受け入れ側の救急病院の医師のためではなく、なによりも患者にとって利益のあるものでなければならない。

すでに人工呼吸器を装着し、高カロリー輸液による栄養を実施している在宅筋萎縮性側索硬化症患者の昭さん。在宅療養を始めて既に二年になる。先日、保健師と一緒に連携シートの聞き取りを行った。最終的な療養の場の設問で、

「在宅看取りを希望されますか」

と聞いた。ベッドに横たわる昭さんはわずかに動く左手の人差し指を下に向けた。間髪をいれず奥さんが「家やな」と昭さんにたたみかけた。

昭さんはにっこりと笑い、あらためて人差し指を下に向けた。

それは確信に満ちた笑顔のように思えた。

●みさと先生のこと

小学校の恩師の息子さんから突然電話をいただいた。重病で入院している母よりことづけをたのまれたとのこと。診療を終え京都の病院に急いだ。ことのほか先生は元気だった。「大井さん、辞世の歌を作ったの」そう言って手帳を開いて見せた。そこには、

チョーク持ちて導きし児ら敗戦の祖国復興遂げて訪ね来

とあった。にこやかに笑みを浮かべる先生に、

「辞世歌集でも作りますか、これだけ元気だったら」

などと言葉を返した。

「あなたはね、給食の味噌汁がおいしいと言って校長室に入り込み、校長先生に『おかわりください』といったの。校長先生はそうかそうかといってお代わりを入れてくれたそうだけど、そんなことしたのはあなたが初めてなのよ、覚えていた？」

その凛とした語り口に六〇年の時空を超えて小学校の日々を思い出した。

先生は私たち生徒に、「日本は戦争をしない国になりました。大切なことはみんなで話し合って決めましょう」と語った。おそらく日本国憲法のことを話されていたと思う。敗戦後の混乱期に師範学校で教育を受けられた先生にとっても、日本国憲法の示す国民主権、不戦の誓い、民主主義は人生観を覆すものであったに違いない。憲法の精神を子どもたちにわかる言葉で語ってくれた先生の、人としての品性は私たちを強く感化した。

それはその後の私の人生の中で、世間の物事を考える際のものさしになっている。

貧困と格差の広がる社会となった日本の現状を価値観の多様化、自己責任論で正当化はできない。日本国民が憲法前文、第九条に代表される平和と民主主義という憲法の精神を学びなおし、一人ひとりの価値観の基盤に据え、あらためて日本の現実を見ることができないだろうか。現実の何がおかしいのか、どのように変えるべきなのかをともに考える。

このような作業を通して、この国を平和で貧困と格差の少ない社会に変革していくように努めることが私たちみんなの仕事だ。

そして今を生きる私たちの世代が、次の世代につなぐ課題は、日本国民の共有財産としての、日本国憲法の精神を、この世界に生きるすべての人々の共有財産になるように努めることである。私たちが人類の進歩に貢献するということはこんなことではないだろうか。

●みさと先生の往診

一二月三〇日、八尾クリニックの田畑明子ナースと午前中往診。神経難病の三人の患者さんの家を回って、ギターの徳田ナースと出前ミニコンサートをした。レパートリーは、グノーの「アベマリア」「千と千尋の神隠し」「いつも何度でも」「埴生の宿」の四曲。患者さんもご家族も喜んでくれた。

午後は、私が在宅主治医となったみさと先生のお宅に往診。京都の家まで三八キロある。母の介護のため帰省された息子さんが出迎えてくれた。

「大井さん、今日は往診だから先生と呼ばないといけないかしら。退院してから足のむくみも取れて食事もすすむようになったの。うれしい。でもおしっこの回数が多くて夜寝られないのが困るわ」

型どおり診察をして、

「血圧も脈拍も酸素の量も十分、足のむくみも良くなっているから心配いりません。安心してお正月を迎えてくださいね。先生と息子さん御夫婦で写真を撮りましょうね」

そう言って先生を真ん中にご家族の写真を撮った。

すこし間を置いて、息子さんが遠慮がちに、

「母一人の写真も撮っていただけませんか」

「いいですとも」

デジカメの液晶モニターには、ほほ笑むみさと先生が座っていた。

●「また来てね」

水曜日夜、みさと先生が吐血で入院したと息子さんから電話があった。がんの転移も進行していると主治医から説明を受けているとのこと。今度は帰れないかもしれない。気にはなっていたが勤務の都合でお見舞いが今日になった。病院の近くのコンビニでイタリアンジェラードを買っていった。先生と食べるのだ。病室のカーテンの隙間から覗く先生の顔は、むくみも目立ち病状の進行を示していた。

「先生」

「あら、大井さん」

思いのほか大きな声で先生の目が輝いた。

「先生、アイスクリーム食べましょう」

マンゴーのジェラードをスプーンにすくって口に入れた。

「ああ、おいしい」

「先生これは何の味？」

「びわかしら」

「マンゴーです」

それから入院のいきさつなど話した。何日か前より黒い便が出ていたが、痛くもなかったのでほっておいたが突然血を吐いた。救急入院したときのことはよく覚えていないという。おそらく出血性ショックだろう。入院後の緊急内視鏡で出血性胃潰瘍が原因と分かった。本当に苦しかった。まだしんどくて起きられないけれど今は少しずつ食べ始めている。

「はやく良くなってまた家に帰りましょうね。お見舞いに行きますから」

「私の部屋にあなたのおかあさんからいただいた絵が飾ってあるの。あなたのおかあさんは抽象画を描いておられたから、さっぱりわからなかったけどこの絵はわかったわ。『月を見る少年』という題。この少年はあなたのことなのよ。大井さんご存じね。あなたは授業のときでもじっとしてなくて、教室をうろうろしていた、今でいう多動の子だったけれど、あなたのおかあさんは私にこう言われたの。先生は子どもを自分の型にはめようとせずじっと見守ってくれた。それが一番うれしかったと。それを聞いて私もうれしかったの」

ベッドまわりになにかの楽譜がおいてあった。

「先生はイタリア歌曲がお好きでしたね。私たちの前でも歌ってくださった」

先生は目を細めて抑揚をつけて歌いだした。

「カーロ・ミオ・ベン……」

「クレーディミァルメン　センツァディテー……」

私が繋いだ。遠い情景が思い浮かんだ。


「息子がねえ、葬式に呼ぶ人の名簿を作れ、なんてことを平気で私に言うの。どう思う?」

急に現実に戻って答えようもなく、ただ笑っていた。

「お下の交換です」

元気な声が聞こえて若い看護師が二人病室に入ってきた。病人に戻された気分だ。

「先生、また来るから」

「また来てね」

そう言って先生は胸に置いた手を左右に小さく振った。

六月二二日午前二時、恩師みさと先生が亡くなった。息子さんから連絡があり、翌日の夜診が終わってから通夜に参列した。私が先生と交わした最後の言葉は「また来てね」だった。

幼少期から今に至るまで私のすべてを肯定してくれる、そんな思いにさせてくれた先生。親と同じか、すでに親のいなくなった今では、あるいはそれ以上の存在に思えていた。しかし、親密と言ってよいやりとりができたのは卒業以来この半年だけ。長年「遠くにありて想うもの」だったのだ。年末に先生の人生最後の在宅主治医としてなにがしか尽くせるものがあればと思い立って六カ月、この日を迎えた。九〇歳の大往生。しかし今、私は大きな喪失感に陥っている。

●つかの間の正気

パーキンソン病の症状というと手の震え（振戦）、身体が固くなり動きがぎこちなくなること（固縮）、前かがみの姿勢（前屈姿勢）、小刻みで前につんのめる歩行（前方突進）など運動面での障害が良く知られている。病気が進行して介護を要する頃になると、精神機能面での障害が目立ってくる。それは認知機能の低下、意識レベルの変動、幻視を中心とした幻覚などで、身体介護に劣らず介護者（しばしば高齢の配偶者）の心労の種となる。

譲治さんはパーキンソン病末期で独歩不能、認知機能の低下と意識レベルの変動、幻視もしばしばみられる。車いす座位でデイケアに行っているが、帰宅後は終日ベッドに臥床している。今日の往診の際、奥さんから聞いた。

「デイケアから車いすに乗せられて帰ってきたとき、いつものように『おかえり』というたら主人が『ただいま』と答えたんです。今までこんなことはなかったんです。目をつむっているか、しらん顔してよそ向いてるか。今日は私に『ただいま』というたんです。涙が出ましたわ」

つかの間の正気に交わされた会話。通じ合ったという実感が奥さんの胸をいっぱいにした。介護のつらさは肉体的なつらさだけではない。通じ合わないつらさは時として肉体的なつらさを超えて介護者の介護意欲をむしばむ。奥さんの涙はそんなことを教えてくれる。

●白寿記念の写真展

クリニックの玄関に一枚の写真が飾ってある。在宅患者であった寿三郎さんが撮ったものだ。藁ぶき屋根の農家の庭先で農婦が刈り取ってきた草木を燃やしている。その煙は風にたなびき、背景の屋根も山の輪郭もおぼろげに霞んでいる。農婦は腰が曲がり、手ぬぐいを頭に巻いているためその顔はうかがえない。のどかな風景だ。モノクロで撮ったその画面は一幅の水墨画にも、あるいは心象風景にも見える。

「私は風が撮りたいのです」

かつてまだ元気であった頃、外来で寿三郎さんはそう言っていた。

「風が撮れるのですか」

「咲いている桜より散りゆく桜を撮るのが好きなんです」

ああそういうことかと何となく納得した。若いときからモノクロ一筋で、現像、定着、焼き付けまで自分でした。往診のとき見せてもらったが自宅には暗室も作ってあった。八〇歳を超えてからはほとんど使うことはないというが、ライフワークと言ってよい。撮りためた写真は数千枚を下らない。一緒に写真を撮った写真仲間は死に絶えた。

九八歳という高齢のため、既に老衰の過程に入り、心不全、呼吸不全が進行していた。ベッドと在宅酸素を導入し寝たり起きたりの生活が続いていた。

主介護者であった娘さんと往診時に相談した。

「おとうさんの写真展をやりませんか」

「いま保存しているのはほとんどネガフィルムなので父に選んでもらうのもむずかしい」

「今はスキャナーがあるからフィルムをスキャンしてパソコンを使えばできますよ」

「それでは今年の誕生日が来れば九九歳、白寿だからそのころにやれればいいですね」

と娘さんが介護の合間に時間を工面して作業に取り掛かった。

プリントを寿三郎さんに見せて選んでもらう作業が続いた。白寿までまだ三カ月ある。それまで寿命が持つだろうか。私は不安だった。もっと早くした方が良いのにと思っていたが、そんなことは患者さんにもご家族にも言えない。でも何とか会場も確保し、準備も整いその日が来た。車いすに携帯用の酸素ボンベをつけ、寿三郎さんは会場の参加者を前に開会のあいさつをされた。

ライフワークの集大成といってよい写真群に人々は見入っていた。

写真展を終え、二週間後寿三郎さんは亡くなった。享年九九歳。

出勤するとき、玄関の写真を眺め、「風を撮りたい」と言っていた寿三郎さんのことを想う。

●認知症患者における「今昔ものがたり」

「いまはむかし」というと日本の古典、『今昔物語』の語り始めであるが、認知症患者にあってその人の昔から今に至る記憶の流れはどんなものだろうか。

独居の往診患者つた子さんは、中等度の認知症と慢性心不全で日中はデイケア、帰宅後は終日ベッドで横になっている。屋内伝い歩きレベルでひとりで家の外に出ることはない。

夜になると日中就労している娘さんが家に来て食事の準備をする。往診の際、娘さんが言った。

「昨日家に来たら鍵がかかっていて電話をして母を起こしたの。いつもそんなことしないのに入口の鍵をかけて寝てしまっていたみたい」

つた子さんが横から口をはさんだ。

「ああ、そのときは買い物にマーケットに行ってたの」

私たちは顔を見合わせた。そんなことできるわけないのに。

話題を変えた。娘さんはエアロビクスのインストラクターをしている。

「つた子さんもデイに行かない日はベッドで寝てないで、娘さんに体操教えてもらったら」

「私はね。昼間は畑仕事があって忙しいのよ」

また、顔を見合わせた。

翌日の外来で、グループホームの健二郎さんを診た。

「健二郎さん、今年もよろしくお願いしますね。ときに健二郎さん、今年でいくつになりますか」

「えーと六五歳くらいかな」

「健二郎さん九二歳。今年は九二の春ですよ」

「へえ、それほんまでっか。へーなんとねえ」と大仰に驚く。

認知症患者の記憶障害は、新しいことが覚えられないことから始まる。記銘力障害という。ついで最近の出来事を忘れる。「近時記憶の障害」という。遠い過去の記憶や知識は比較的保持される。

認知症患者における知識の保持に関して先輩から聞いた話がある。かつて物集高量《もずめたかかず》という国文学者が東京の老人施設に入所されていた。御年一〇四歳。記銘力障害が認められ、認知症という診断だった。主治医であった先輩が畏れ多くも大先生相手に「認知機能テスト」を敢行した。「うるう年」とはどのようなものですか、という設問があった。

大先生は若い主治医に向かって、

「きみ、うるう年の閏《うるう》の起源を知っているか」

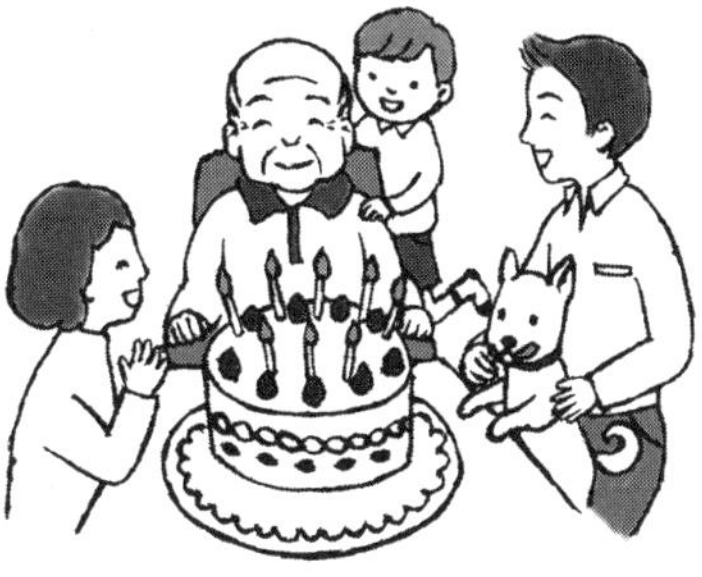

先輩が口ごもっていると、さすが碩学《せきがく》、漢籍の引用から始まって延々と講義を聴く羽目になってしまった。

「回想療法」はこの遠い過去の記憶をよみがえらせて、脳の活性化をはかる認知リハビリテーションの手法のひとつである。

つた子さんや健二郎さんのような認知症患者にあっては記憶の流れは断絶し、「いまはむかし」でなく「いまとむかし」、いまという瞬間と、遠い昔の記憶が隣り合わせになっている、そんな世界に生きているのである。

●「よかった。みんなありがとう」

筋萎縮性側索硬化症（ＡＬＳ）の往診患者幸江さんが気管切開人工呼吸器装着で在宅生活を始めて六カ月たった。この間、人工呼吸器装着に伴うさまざまな合併症状に悩んできた。気管切開部の痛み、粘膜出血、唾液の誤嚥と頻回の吸引、不眠と不安、機器のトラブル、介護者の疲労などなど。自分の身体のつらさ、介護する家族のつらさ、わかっていても自分ではどうすることもできない。気管切開のため言葉を失い、随意運動できるのは手指の屈伸だけ。幸江さんのみけんのしわは深い。私たち在宅療養支援チームは職種間の連携で、幸江さんとご家族の問題解決にひとつひとつ力を注ぎ、少しずつだが安定した在宅生活が送れるようになってきた。しかし、生命線である人工呼吸器はくびきにもなって、幸江さんの生活空間はベッド上に留まる。これでは病院のベッドにいるのと変わらない。

「幸江さん、車いすで外に出たいね。人工呼吸器積んで、車いすでディズニーランドにいった患者さんもいるんよ」

幸江さんは目を大きく見開き、そして、目を落とした。とても私にはできないと言わんばかりに。

在宅カンファレンスでセラピストと打ち合わせて座位訓練を開始した。首が据わらないから気管切開患者用の特殊な頸椎装具を取りよせた。装着訓練は短時間から始めて座位訓練に繋げていった。徐々に車いすに座れる時間も延びてきた。

そして、外出決行日が決まった。一一月某日。人工呼吸器をつけて初めて車いすでの外出だ。目的地は近くの公園。私は仕事で参加できなかったが、ご主人、姑さん、訪問看護師、作業療法士、ヘルパーが同行した。そのときのビデオを見せてもらった。人工呼吸器を搭載したリクライニング車いすをご主人が押し、お義母さんが先導した。車いすの横には看護師と作業療法士が付き添った。

「おかあさん、お年なのに足が速いですね」

看護師がそういうと、

「昔から足が速いんや」

ご主人が応じる。初めての散歩にお義母さんも気持ちがはやるのかもしれない。公園の木々は美しく紅葉していた。道端の落ち葉も黄色に紅に季節を感じさせる。かつて見なれたはずの公園の遊具もひさしぶりだ。

空は晴れ、日の光がまぶしい。幸江さんの顔に光が射し目を閉じた。

「まぶしいのね」

そういって看護師が幸江さんの顔の前に手をかざした。幸江さんも日の光をまぶしく感じることは久しくなかったはずだ。公園から公園の周りの道路を、ご主人や看護師たちのにぎやかな会話に耳を傾けながら一時間の散歩は終わった。そのときの写真が居室に飾ってある。車いすで寒くないようにと重ね着をした幸江さんを中心に、笑顔の皆が集まっている。公園の木々の紅葉が美しい。幸江さんの目にも映っていただろう。家に帰らなければできなかった普通の生活が、やっとひとつできた。

私たちが力添えできた本当にささやかな援助だ。

往診に行ったときに幸江さんに聞いてみた。

「外出どうだった?」

幸江さんは不自由な指で意思伝達装置を操作し、このように綴った。

「よかった。みんなありがとう」

万感の思いがこもっている。幸江さんのみけんのしわは消えていた。

●イベントではなく

「花見行きたいね」と話し合ってその日が決まった。

筋萎縮性側索硬化症で人工呼吸器を装着している在宅患者幸江さんにとって五カ月ぶりの散歩だ。ご主人、お義母さん、訪問看護師、ヘルパー、ケアマネジャー、訪問セラピスト、私を含め総勢九人が幸江さん宅に集まった。みんな楽しみにしていた。仕事で来ている人は誰もいない。仕事を終えて、仕事の合間に集まった。三人介助でベッドの幸江さんをリクライニング車いすに移乗する。人工呼吸器をセットし、看護師は吸引器で口腔と気管切開孔より吸引して、準備が整った。

まずは記念写真を撮って、さあ出発だ。慎重に玄関のスロープから車いすを降ろし、公園に向かう道路に出た。ご主人が幸江さんの車いすを押し、ヘルパーさんが日傘をさしかけた。看護師が車いすの両側につき、セラピストが吸引器など荷物を載せたカートを押した。ケアマネジャーはもっぱらお義母さんの話し相手。

二〇〇メートルほど歩いたところに大きな公園がある。公園の桜は三分咲き。雪柳は満開。雲ひとつない青空。待ちかねていたように春の温かい風が幸江さんの頬を撫でる。光がまぶしい。

桜の木の下で写真を撮った。見上げると青空を背景に何十羽の鳩が大きく弧を描いて群れ飛んでいる。春ののどかな気分がみんなの心を満たした。

公園内をぐるっと回って別の公園に行こうとお義母さんが先導した。咲きそろってきた桜もある。そんな花の下で小休止。

のどが渇いたね。ご主人が用意してきた三ツ矢サイダーをみんなで飲んだ。幸江さんに飲ませてあげたいね。嚥下のできない幸江さんに飲ませたいね。どうする？　いいことを思いついた。

「吸引チューブをストロー替わりにして、ご主人がサイダーを吸って幸江さんの口に入れたら？」

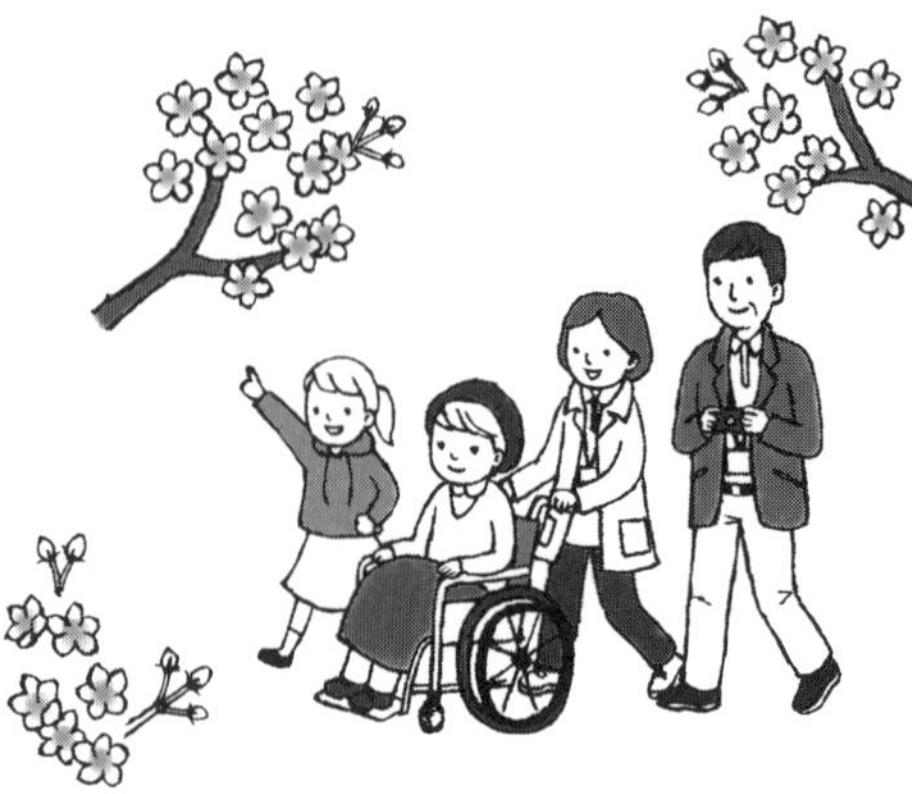

早速やってみた。チューブの先から落ちるサイダーのしずくを幸江さんの口に。サイダーが幸江さんの舌を快く刺激した。

「もっと飲む？」

幸江さんの口がわずかに開いた。ご主人がサイダーのしずくを注ぎ込む。そんなことを何回も繰り返した。

「幸江さん、初恋の味やね」

すかさず看護師が、

「先生、初恋の味はカルピスですよ」

みんな笑った。よくしゃべった。幸江さんとご家族と、それを支えるなかまたちと一緒に今ここにいて、ともにひとときを過ごせることがうれしい。

幸江さんが外出する。公園を散歩する。現状では人を集めて実施するイベントにとどまっている。人として生きる上で当たり前のこれらのことをもっと日常的にできないか。出入り口の改造。昇降機の設置。リフター設置が困難な居室でのリクライニング車いすへの移乗をどうするか。課題は多いが解決の道筋をつけていきたい。

「幸江さん、次はどこへ行く？　ＵＳＪ？　ＡＩＬＩのコンサート？」

●五感への快い刺激

筋萎縮性側索硬化症の幸江さんの外出は連休ということでＵＳＪの喧騒を避けて、ハーベストの丘に変更した。

ハーベストの丘は堺市郊外にある農業公園だ。リクライニング車いすに人工呼吸器を搭載して、幸江さん夫婦、訪問看護師、主治医の私が同乗した。別の車で娘さんとお孫さん二人も同行した。高速道路を走り、一時間余りで現地に到着した。

現地では既に訪問看護師二人がサポーターとして待機してくれている。自宅を出発したときには、にわか雨が降っていたが、さいわい公園では晴れていた。ご主人が車いすを押し、構内に入った。コスモスやサルビア、バラなど花々が咲き誇っている。つり橋も渡った。橋の揺れが車いすにも伝わった。訪問看護師が唾液と痰の状態を見て吸引器で吸引を繰り返した。ヤギやウサギ、ブタ、ヒツジなどが放し飼いにしてある。催促する動物たちの鼻先で孫たちがこわごわえさを与えた。

観覧車の前の広場で昼食にすることにした。私たちは焼きそばと串焼き。口から食べられない幸江さんには、ソフトクリームを買ってきた。ラ・フランスとバニラのミックスにしてもらった。先端がスプーンになっているストローで少しずつ幸江さんの口に流し込んだ。ラ・フランス、今度はバニラと訪問看護師と私とご主人が交互に試みる。幸江さんには高度の嚥下障害があるから飲み込めない、食べられない。しかし食べられなくても味わうことはできるのだ。

「おいしい?」と聞くと幸江さんはまぶたでうなづいた。

観覧車に乗っている孫たちを見上げて手を振った。さわやかな秋風が頬を撫でた。

公園の花を、雲の流れる秋空を眺め、雲間から射す太陽の光を浴び、風を頬に感じ、子どもたちの声の混じり合う公園の喧騒、ステージから聞こえるウクレレの合奏に耳を傾け、ソフトクリームを味わい、畜舎からは生き物のにおいが漂ってくる。このとき幸江さんは家族や親しい医療スタッフとともに、五感のすべてがこころよく刺激される環境に身を置くことができた。

終日ベッド上生活という、極めて制限された療養環境に身を置く神経難病の患者さんにとっては、五感を快く刺激される体験は稀有のことなのだ。つまり重度の障害を身に受けることによって、私たちが日々当たり前に思っていることができなくなる。

ひとの「しあわせ」とは何かを言うことはむずかしい。しかしそのことを考えるうえでこの日の体験は私たちにとっても心に残るものとなった。

●最後のメッセージ

公務員として定年まで勤め上げ、定年後は趣味の釣りを楽しんでいた昭さんが筋萎縮性側索硬化症と診断を受けたのは四年前だった。以後病状は進行し、診断を受けた大病院で気管切開を受け胃ろうを造設し経腸栄養となった。在宅生活を希望され、退院後は私たちが定期往診を始めた。

この間、内科合併症により病院に緊急入院。手術を受け中心静脈栄養管理となり、呼吸不全の悪化で人工呼吸器を装着した。昭さんの在宅療養の意思は変わらず、幾度かの危機を乗り越え在宅療養を再開された。奥さんの昼夜を分かたぬ奮闘が患者さんの闘病を支えてきた。往診開始から二年半が経っていた。

今回の入院は術後合併症による難治性感染症によるものだった。病院主治医は様々な治療を試みてくれたが症状は好転せず、在宅看取りの方針で退院された。すぐ往診を再開したが昭さんの不安が強く、ご夫婦ともに眠れない夜が続いた。症状が落ち着くように治療を工夫した。しかし、しだいに心肺機能の低下がみられ、ある日の早朝にご臨終を告げた。退院後七日目の安らかな死だった。

臨終を告げた後、奥さんが言った。

「夜中に主人の背中をさすっていたらにっこりとほほ笑んだの。夢をみていたのかしら」

謹厳実直、やや気難しい性格といってよい昭さんが、闘病生活に入ってからこんな表情を奥さんに見せたことはおそらくまれであったに違いない。夢かうつつか。

私は、それが遠のく意識の中で奥さんに贈った、昭さんの最後のメッセージであったと確信している。

●アクリル毛糸のたわし

二年前まで往診していた在宅患者すずさんの娘さんから手紙をいただいた。入所していた介護施設で亡くなったとのこと。九七歳の大往生だった。

私はすずさん宅への往診を思い出していた。訪れるといつも娘さんが出迎えてくれた。居室は二階にあり、娘さんが先導し階段を登っていく。すずさんはベッドから少し離れたお気に入りの椅子に座っている。

「すずさん、こんにちは」

部屋に入って声をかけるが返答はない。椅子の間近に座って顔を寄せるが、すずさんに反応はない。私はすずさんの手に手を重ね、耳元で大声で呼びかける。そこで初めてすずさんは気づく。

「はいはい。往診の先生ですか。ご苦労様です」

すずさんは全盲で高度の聴覚障害者なのだ。娘さんは言う、

「母はニュース番組が好きで、イヤフォーンを耳に入れてＮＨＫのニュースを聞いているけど、どこまで聞こえているのか」

そこで聞いてみた。

「すずさん、ニュースがお好きですか」

「やかましいばっかりで良くわかりません」

これは通じたようだ。

すずさんの趣味のひとつは手芸だ。両手に編み棒を持って、アクリル毛糸で編み物をされる。指先の感覚だけで編み上げる。娘さんが色とりどりの毛糸で編んだたわしを差し出した。

「母がクリニックで使ってくださいと言っていました」

「ありがとうすずさん、ありがとうございます。使わしていただきます」

すずさんに反応はなく、私たちの感謝の意は伝わらなかったが、すずさんの私たちへの

気持ちは私たちに十分伝わった。

すずさんのもう一つの趣味、むしろライフワークといってよいものは俳句を詠むことだ。毎月何句かを同人誌に投稿する。娘さんが一句一句聞き書きをして清書し、投稿するのだ。それを見せてもらったことがある。叙景句といっても、現実の対象を見て詠んだものではない。すずさんの心象風景の写生なのだ。それは時として現実の写生句を越えるイマジネーションを読み手に喚起する。私たちはそのイメージの豊かさに驚く。

私に宛てられた娘さんの手紙をご了解を得て載せさせていただく。

大井先生
先月○月○○日に母が亡くなりました。九七歳でした。

生前は毎月の往診や、障害のある母に優しい心遣いをしていただき本当にありがとうございました。心よりお礼を申し上げます。

亡くなった日もいつも通り夕食を済まし、トイレも済ませた後だったそうです。電話をもらったときはもう呼吸が止まっていると聞かされとても驚きました。

でも一番おどろいたのは本人かもしれません……

遺影は先生からいただいた母の笑顔の写真にしました。今も母の部屋で笑ってくれています。

先生もお体を大切にして仕事をなさってください。そして、看護師の皆さまにも大変お世話になりありがとうございました。お礼まで

忍び寄る秋の気配に背を伸ばし　（平成二五年九月　辞世の句）

この手紙を読み終えた後、私はヘレン・ケラーのことを思い出していた。

ご存知のようにヘレン・ケラー（一八八〇〜一九六八年）はアメリカ生まれの視覚・聴覚の重複障害者であったが、障害者の教育・福祉の発展に生涯をささげた。私がその名を知ったのは一九五五年三度目の来日のときだった。映画『奇跡の人』で家庭教師サリバンから「指文字」で言葉を教えられるヘレン、その意味がなかなか理解できなくて苛立つ少女の場面を覚えている。


「私は一人の人間に過ぎないが、一人の人間ではある。何もかもできるわけではないが、何かはできる。だから、何もかもはできなくても、できることをできないと拒みはしない」

（ヘレン・ケラーの言葉から）

同じ二重苦といっても、ヘレン・ケラーと違って市井の一老人にすぎなかったけれど、すずさんの口から身体の不自由に関する繰り言はついぞ聞いたことがなかった。

クリニックの洗い場に置いてあるアクリル毛糸のたわしを見るとすずさんを思い出す。「凛とした生き方」ということを考えるとき、すずさんのたわしと残された数々の俳句は、確かな存在感を持って私たちに迫る。

死ぬまで持ち続けた自己表現の意欲と利他の精神において、すずさんがヘレン・ケラーに劣ることはなにもないのだ。

●出張コンサート

在宅患者のお宅を訪問する恒例の年末出張コンサート。

今年は二九日に行った。生協病院の橘田先生（ボーカル）、プロのヴィオラニスト大江のぞみさん（ソロと伴奏）、そして私（ハーモニカ）、プログラムはのぞみさんのヴィオラで日本の童謡メドレー。クリスマスにちなんだ「もみの木」「きよしこの夜」、バッハの無伴奏チェロ組曲より「プレリュード」、橘田先生はヘンデルのアリア「私を泣かせてください」、私はグノーの「アベマリア」。車の中だけの練習だから伴奏ののぞみさんが頼りだ。八尾、東大阪在住の神経難病の患者さんを中心に五軒のお宅を訪問した。

一五年間レスピレーター（人工呼吸器）をつなぎ在宅生活を送っている博之さん。九年前までは私が主治医として診ていた。その後、橋田先生に主治医を交代していた。筋萎縮性側索硬化症としては異例の長期間生存のケースだ。患者さんのがんばりと奥さんの行き届いた介護のたまものだ。私たちの医療面でのサポートも幾分かその役割を果たせているのだろう。

成書に、末期には眼球運動以外すべての随意運動ができなくなると記載されているが、四肢体幹の随意運動が不可能なことに加え、博之さんはすでに眼球すら随意的には動かせなくなっている。自らの意思、想いを表明する手段のすべてを失ったのだ。見聞きすることはすべて理解できているというのに。完全な閉じ込め症候群（トータル・ロックトイン：TLS）と呼ばれている。

私たちは博之さんのベッドの横でプログラムに沿って演奏し歌った。ベッドサイドに奥

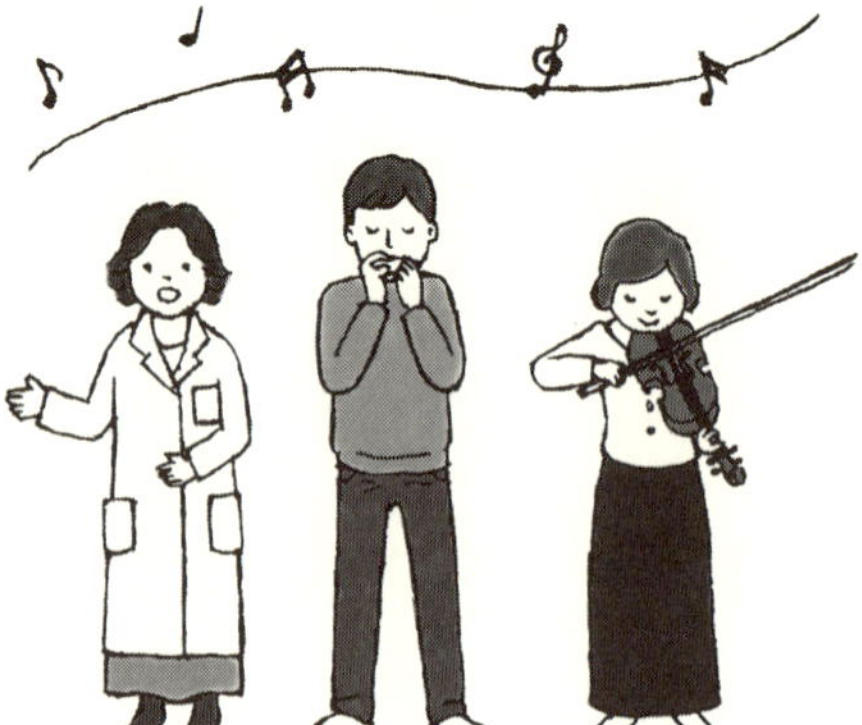

さんが立って一緒に聞いてくれた。のぞみさんの伴奏で橋田先生がアリアを歌った。博之さんの目から一筋の涙が流れ落ちた。

言葉にできない想いが溢れたのだろう。もとより涙を流すことは随意運動ではない。随意運動がすべて奪われていても想いが伝わることがある。博之さんにとって涙を流す、より正確にいえば涙が流れ落ちたことは、唯一の感情表現であったのだ。

私たちはそのことに胸をうたれた。たとえへたでも心をこめて演奏し歌えば、百の言葉より伝わることがある。

来年も出張コンサート来ますからね。

第2部

私たちの在宅医療

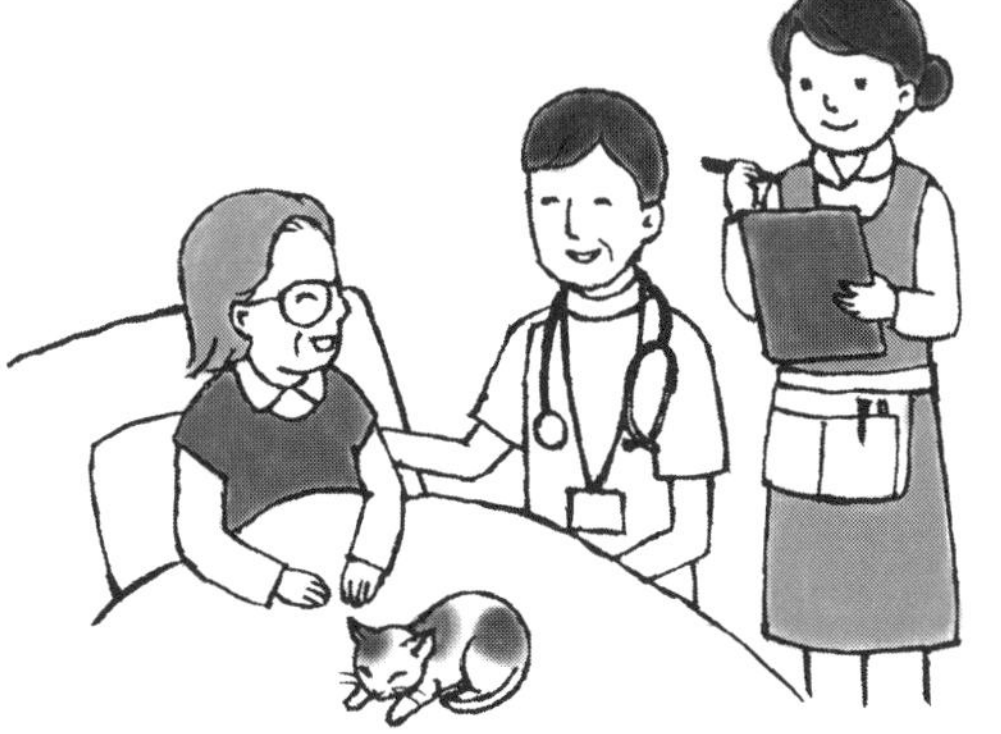

1　在宅療養支援のわくぐみ

私たちのクリニックは厚生労働省の認定した「強化型在宅療養支援診療所」である。強化型というのは、関連病院と連携し患者の在宅療養を支援する診療所という意味である。

では在宅療養支援とはなにか。その前に在宅医療とはなにかを考えてみたい。

在宅医療は、医療が必要とされる場に出向いて行う医療であり、通院困難な患者宅への医師の往診、訪問看護、訪問リハビリテーションによって成り立っている。在宅ケアという言葉があるが、在宅ケアは介護ヘルパーによる訪問介護、通所介護、通所リハビリテーション、入浴サービスなどによって成り立つ。

介護保険ではこれら専門職のサービスを、個々の患者ごとのケアプランにまとめて提供する。ケアマネジャーがケアプランを作成し、個々の専門職がケアプランに沿ってサービスを提供するしくみになっている。

私たちは、患者および家族に適切な医療と介護サービスが提供できて初めて、安定した在宅療養が可能になると考えている。すなわち在宅療養支援＝適切な在宅医療＋適切な在宅ケアという図式が成り立つ。

したがって在宅療養支援診療所に求められるものは単に往診をする診療所ではない。ケアプランに沿って個々の在宅患者にふさわしい医療サービスが提供できるにとどまらず、患者と家族に必要なケアサービスが提供できているかにも責任を持つことが求められる。すなわち在宅療養支援診療所には、ケアマネジャーとともにサービス担当者会議を企画、参加し、患者の在宅療養支援チームの核としてリーダーシップを発揮することが求められているのだ。

次に往診について考えてみたい。

私たちは、医療理念の第一項に「いのちの平等を貫く人権尊重の医療」を掲げている。その理念に基づき、「地域から患者になれない病人をなくす」ことをめざしている。患者になれない病人が生まれる理由は主として二つある。それは経済的な理由、今ひとつは障害あるいは障害の進行に伴う通院困難である。

前者は、経済格差の増大によって保険料や医療費が払えない層が高齢者を中心として増えている。私たちも「無料低額診療事業実施施設」の認定を受け、患者さんの申請を促している。医療生協組合員のネットワーク、地域包括センター、市会議員などの紹介で申請されるが、利用者は少ない。保険料や医療費の支払いが不可能なほど経済的に困窮されている地域の人々に、私たちはまだまだ向き合えていないのではないかと、もどかしさを感じている。

後者の通院困難に対して、私たちは組合員対象に「個別無料送迎サービス」を実施している。高齢のため足が弱くなって、病院や診療所に通えなくなった病人を送迎することで医療を受ける権利「受療権」を保障するためだ。患者送迎件数はのべ年間五〇〇〇回を超えている。自分で通える患者さんには通院してもらう。通院困難となった患者さんは「個別無料送迎サービス」を利用。重度の障害で通院サービスの利用も困難な患者が往診の対象になる。

すなわち往診の患者は病気だけでなく重度の障害者でもある。したがって私たちに求められるのは原疾患（その多くは慢性疾患）や併発症（肺炎や尿路感染など）のリスク管理にとどまらず、患者の持つ障害を適切に評価し、障害および介護量軽減のための方針が出せることである。現在、私たちのクリニックでは男性五一人、女性五五人、計一〇六人の在宅患者を対象に定期往診および臨時往診を実施している。在宅患者紹介元は、八尾、大阪市内の基幹病院、保健所、地域包括センター、訪問看護ステーションなど他法人が九割を占める。

私たちはこれら在宅患者が必要とする医療的サポートを、二四時間三六五日担当している。

2　私たちの在宅医療の現状

当院の在宅患者の年代構成

当院の在宅患者の年代をみると、

一〇代……一人　二〇代……二人　四〇代……四人　五〇代……五人　六〇代…一六人

七〇代…三二人　八〇代…八二人　九〇代…一四人　一〇〇代…二人

で、平均年齢は男性七三歳、女性八一歳。

高齢者が多いのは当然であるが、青・中年層にも分布している。それらの原因疾患には脳性マヒ、がん、神経筋難病、脳血管障害が含まれる。

在宅患者の原因疾患

疾患別の患者数は以下のとおりである。

脳性マヒ……………一人　神経筋難病……三二人　脳血管障害…二六人

認知症・廃用症候群…一八人　整形外科疾患…一〇人　がん……………七人

心・呼吸器疾患………六人　頭部外傷………三人　脊髄損傷………三人

原因疾患の簡単な説明をしておきたい。

脳性マヒとは、受胎から新生児期（生後四週以内）までの間に生じた、脳の非進行性病変に基づく、永続的なしかし変化しうる運動および姿勢の異常である。重度の身体障害を持つ脳性マヒ患者は、しばしば嚥下・構音障害や知的発達障害を合併する。

神経筋難病の説明に入る前に「難病」の定義について記す。

難病とは、

1. 原因不明、治療方針未確定であり、かつ、後遺症を残す恐れが少なくない疾病
2. 経過が慢性にわたり、単に経済的な問題のみならず介護等に著しく人手を要するために家族の負担が重く、また精神的にも負担の大きい疾病

とされている（『難病対策要綱』より　昭和四七年厚生省）。

神経疾患、筋疾患の難病も多岐にわたるが、私たちの在宅患者には、パーキンソン病、筋萎縮性側索硬化症、脊髄性進行性筋萎縮症、多系統萎縮症（線条体黒質変性症、オリーブ核橋小脳変性症）、脊髄小脳変性症、神経線維腫症、筋ジストロフィ、筋強直性ジストロフィ、重症筋無力症、ミトコンドリア病などがみられる。障害としては重度の身体障害（四肢体幹のマヒ、筋萎縮、筋力低下、手指を使用する動作や歩行が困難になる運動失調・固縮、手の震えなどの不随意運動、飲み込みや発語が困難になる嚥下・構音障害など）に加え、しば

しば意識障害、認知機能の障害、幻覚などの精神症状、昼夜逆転など睡眠・覚醒リズムの障害を合併する。

脳血管障害とは、脳の血管病変による病気の総称で、私たちの在宅患者には、脳梗塞、多発性脳梗塞、脳出血、クモ膜下出血などがみられる。障害は片マヒや両側片マヒ、嚥下・構音障害、失語症、血管性認知症などである。

認知症・廃用症候群。認知症（ほとんどはアルツハイマー型）および認知症が進行すると、意欲・発動性の低下（生きようとするエネルギーの低下と言ったらよいのか）がみられるようになる。患者は日常生活動作を自発的にしなくなり、使わないことによって、四肢の筋萎縮・筋力低下、関節拘縮（関節の動く範囲が制限される）、褥創《じょくそう》（床擦れ）などが生じ、動作能力が著しく低下する。これを廃用症候群という。

整形外科疾患には、大腿骨頸部骨折、腰椎圧迫骨折、変形性膝関節症、脊柱管狭窄症などがある。

がんは、胃がん、大腸がん、肺がん、肝がん、前立腺がんなど。

呼吸器疾患は、慢性閉塞性肺疾患（気管支喘息、肺気腫）が中心である。

在宅患者の日常生活自立度

起居移動動作について介護保険では「日常生活自立度」という尺度を用いる。八段階に分かれている。最も高い自立度から最も低い自立度まで並べてみる。

なんらかの障害はあるが、

J1　屋外歩行自立（交通機関使用可能）
J2　屋外歩行自立（家の周囲程度）
A1　屋内歩行自立、屋外介助歩行
A2　屋内歩行自立、屋外介助歩行（日中も臥床がち）
B1　屋内介助歩行、車いす、ポータブルトイレへの移乗自立
B2　起坐（起き上がり）自立、移乗要介助
C1　ねたきり（寝返り可能）
C2　ねたきり（寝返り不能）

である。

厚生労働省の統計によると訪問診療（定期往診）の対象者の五五パーセントは、身体機能の低下のため、介助があっても通院が困難な患者で、三四パーセントは、介助があれば通院可能だが介助の確保が困難となっている。他は、介助がなくても通院可能だが交通手

段の確保が困難などである。

当院の現状は、障害なしおよびＪ１の患者は自力で外来通院している（月平均九〇〇人）。Ｊ２、Ａ１、Ａ２、Ｂ１の一部の患者は個別無料送迎サービスを利用している（月平均二五〇人）。Ｂ１の一部、Ｂ２、Ｃ１、Ｃ２の患者は往診となり（月平均一〇五人）、自立度による医療供給体制に切れ目が生じないように工夫している。

その結果、在宅患者の日常生活自立度（ねたきり度）Ｃ比率は五五パーセントに達している。往診患者の半数以上がねたきりということだ。つまり当院が送迎サービスを持っている分だけ、他院所より自立度の低い患者を多く在宅で診ていることになる。

だれが介護しているか

私たちの患者の主介護者は、

妻…三〇人　娘…二八人　夫…一三人　息子…七人　母…五人

父、嫁、兄弟…各二人　家族介護者なし…一五人

主介護者は妻が最も多く、予想に反して嫁が少なく、家族介護者なしが多いのも注目すべき点で、患者の在宅療養へのこだわりがうかがえる。

なお、独居は一三人、昼間独居（家族は昼間仕事などで不在）一二人となっている。家族

介護者なし一五人と、独居一三人の差（二人）は、同居家族が精神疾患などで介護できないケースである。

家族介護者なし、独居、昼間独居の患者であっても適切な在宅療養支援（在宅医療＋在宅ケア）があれば、在宅療養が可能になることを示している。

なかには人工呼吸器装着、ねたきり、全介助の神経難病の場合も、昼間切れ目のない介護体制を作ることで家族が就労できているケースもある。

当院の体制

往診医師体制

所長　　　週三単位（一単位一六人）　午後二時三〇分〜八時
非常勤医師　週二単位（一単位六人）

往診看護師体制

四人の常勤看護師が輪番で一週間ずつ在宅専用携帯電話を持ち、時間外対応に備えている。

時間外対応

電話応対のみ…月五〜一八回、看護師訪問…月一〜五回、臨時往診…月一〜七回

複数の在宅看取り患者のある月の時間外往診は五回を超える。

在宅看取り

一五人（二〇一四年一月～一一月）

3　在宅での医療内容の特徴

外来患者と在宅患者の違い

病気と障害の関係を整理しておきたい。何らかの原因で発病すると、さまざまな症状が現れる。治療により症状が改善すると、その病気は治癒したと考える。後に障害が残ることはない。これを仮にAパターンとする。急性疾患のほとんどがこのパターンである。

しかし発病により機能や能力の障害が起こり、病気の治癒後も障害が残る場合がある。脳梗塞などがその例で、血栓により脳血管が閉塞すると脳組織が虚血に陥り、ついで壊死に至る。これを梗塞巣という。その後、周辺の健常組織は修復過程に入る。この段階で脳梗塞という疾患の病理過程は終了する。

しかし働きを失った脳組織の部位と量により様々な障害、たとえば意識障害、片マヒ、失語症、高次脳機能障害と総称される大脳の機能障害が残存する。つまり病気はなおったのに障害が残ったのだ。これをＢパターンとする。

さらに、病気の進行とともに障害が重度化する例もある。神経筋難病や関節リウマチなどの膠原病、慢性閉塞性肺疾患などの呼吸器疾患、がんなどがその例だ。これをＣパターンとする。

また、高齢者の骨折などの整形疾患の場合、修復過程が終了しても痛みが残存すると、加齢に伴う機能低下、使用しないことにより身体機能が低下する廃用症候群を併発し、放置すれば障害が重度化しねたきりになる。これをＤパターンとする。

まず通院患者と在宅患者の違いを復習してみよう。

通院患者は慢性疾患と急性疾患患者、すなわち上記のＡパターンおよび障害を合併しないか少ない慢性疾患患者である。それにくらべ在宅患者は全員が障害を持つ病人であり、上記のＢ・Ｃ・Ｄパターンの患者で、当院の通院サービス利用困難な重度の患者である。時に急性疾患を合併するが、病状は入院の継続を要しない程度に比較的安定している。

在宅での医療内容と外来医療はどのような違いがあるか

次に、このような患者群を対象にした在宅での医療内容について紹介する。その前にクリニックにおける通常の外来診療との違いを見てみたい。

たとえば定期通院している高血圧、糖尿病など慢性疾患の患者の外来診察の手順はどうだろう。診察室に患者が入ってくればまず問診する。問診で最近の体調、家庭血圧、血糖自己測定をしていれば血糖のチェックなどをする。前回の診察で検査をしていれば、その検査結果を話す。次いで血圧測定、聴診器による心音・呼吸音聴取、要すれば診察室のベッドに寝てもらい腹部の聴診、触診を終え、椅子に座ってもらう。対面で今日の診察結果を話し、患者に生活習慣面への励ましの声かけをして、処方箋を発行して診察は終了する。この間五〜一〇分。

急性疾患、たとえば熱が高い初診の患者さんだったらどうだろう。問診のうえ診察し身体所見をとる。考えられる疾患を想定し、必要な至急検査を指示する。どのような検査が至急検査として可能かは診療所によって異なるが、当院では経皮酸素分圧、血液検査（検血、炎症反応、血糖、ヘモグロビンA1cなど）、心電図、レントゲン検査（食道・胃透視検査を含む）、CT検査、超音波エコー検査、呼吸機能検査、骨密度、便潜血などが可能である。小病院との比較でいえば、詳細な血液検査と緊急内視鏡検査以外はそれほど遜色はない。

診断がつくと治療になるが、内科疾患の大部分は経口薬による薬物治療であり、処方箋を発行し診察は終了する。一部重症の患者の場合は、点滴、吸入、酸素投与などの処置を要し、改善すれば次回の診察予約のうえ帰宅、改善がなければ診療情報提供書を作成し入院受け入れ病院を探し救急搬送する。

これらの診断、治療方法のうち、在宅では何が可能で何が不可能かを考えてみたい。

在宅で可能な診断、治療方法

通常の定期往診では、患者、家族を対象にした問診。意識レベル、体温、血圧、経皮酸素分圧測定などでバイタルサインのチェックをする。視診、聴診、触診による身体所見。要すれば神経症候のチェック。二～三カ月に一回の検血、検尿（スピッツに入れ診療所に持ち帰る）、必要に応じて心電図、携帯型エコー（私は使わないが最近普及しつつある）などである。定期処方箋を渡し終了する。

在宅患者が原病だけで安定していればよいが、しばしば急性疾患を併発することがある。在宅患者とりわけねたきり患者に多い併発症は、感冒、尿路感染症、誤嚥性気管支炎・肺炎、下痢・嘔吐など急性胃腸炎、胆石胆のう炎などである。在宅主治医はこれらの疾患発症を早期に診断し治療することが求められる。これをリスク管理と呼び、在宅医療の必要条件である。

在宅で診断がつかない場合、私たちは必要に応じて当院の通院サービスでクリニックに移送し、レントゲン、CT、腹部エコー検査などを実施している。診断がついた後の治療方法では経口薬、座薬などの処方、注射、輸液（脱水の補正や抗生剤投与）、酸素濃縮器による酸素療法などが実施可能である。バイタルサイン、採血結果などで経過を見て改善傾向にあればよいが不十分であれば速やかに入院加療を考慮する。在宅であれ入院であれ併発症は治すのが原則である。通常、治癒後は在宅再導入になる。

在宅患者の生命維持あるいは「生活の質」の維持に対して使用される医療技術は、呼吸障害に対して、在宅酸素療法、在宅人工呼吸器療法、痰・唾液吸引器の導入、嚥下障害に対して、胃ろうによる経腸栄養、消化管が使えない患者では中心静脈栄養が実施可能だ。慢性腎不全患者に対する家庭透析も実施されているが、私たちに経験はない。

在宅看取りを希望される末期がん患者への麻薬を使用した在宅緩和医療も、患者の状態を見ながら日常的に実施している。限られた日々の「生活の質」を患者、家族の希望にできる限り近づけていく私たち側の技量と熱意が問われている。

その他、基本手技として在宅で実施可能なものは、血管確保、胃管挿入、胃洗浄、導尿、浣腸、留置カテーテル・気管カニューレ・胃ろうボタン交換、褥創切開処置、関節腔注射、関節液穿刺、エコー下腹水・胸水穿刺、トリガーポイントブロック（鎮痛のための圧痛点注射）などがあげられる。これらの内容は、小病院の病棟で実施されているものとそれほど変わらない。

4　在宅療養が可能となる条件

病状が安定した慢性期の入院患者は、以下の条件を満たせば在宅医療が可能である。その「条件」とは何か？

以下の四点にまとめられる。

1. 患者自身が在宅療養を希望すること。
2. 家族が患者の希望に同意していること。
3. 介護サービスを利用した家族の介護力が患者に必要とされる介護量を満たせること。
4. 患者の在宅主治医となって在宅療養を支援する医療機関が存在すること。

5　障害に対する援助が大切

在宅患者は通院困難という事情から見ても、すべてが障害を持っていると言ってよい。したがって在宅医療の大きな目的の一つに、患者の障害に対する援助があげられる。そのためには患者の障害を評価し、リハビリテーションプログラムを作成し、プログラムに沿って各職種が必要な援助を行うことになる。この場合、リハビリテーションは機能障害の改善のみを目標にするわけではない。総じて患者の在宅での「生活の質」の向上を目標にし、リハビリテーションとは患者の「生活の質」の向上につながる援助の総体を意味する。

したがって患者の障害に対する援助、リハビリテーションの視点のない在宅医療はリスク管理に留まることが多い。

実例をあげよう。

Aさんはパーキンソン症候群で通院困難となり往診の依頼があった。全身が痛くて寝ていられないから座る時間が長く、お尻に床ずれができた。それが痛むから寝ることも座ることもできず患者も家族も疲労困憊だという。往診に行った。Aさんはベッドサイドに座っていたが背中に座布団が積んでありそこにもたれている。布団をはずすと後ろに倒れてしまう。仙骨部には褥創ができている。面積は広いが皮膚の剥離の段階に留まっている。これは「ずり応力」によって生じたものだ。背中に布団を置いて座ると時間とともにずるずると身体がずり落ちそうになる。その姿勢では骨盤が後ろに傾いているので、仙骨部の皮膚に「ずり応力」という力がかかり皮膚が裂けるのだ。同様な現象は電動ギャッジベッドで背中をあげる際にも生じる。座りかたに問題があるのだ。

さっそくAさんの基本動作能力をチェックした。寝返り、起き上がり要介助、端座位保持不能、起立要介助、歩行伝い歩き可能、立ってしまえば歩けるのだ。痛みが阻害因子となった廃用症候群による機能低下が中心と考えた。座りかたを教える。背中に布団を置きベッドサイドに座っているAさんに声をかけた。

「Aさん、お辞儀をしてください。両手を膝の上に置きましょう。もっとお辞儀をしましょう」

床擦れのできる不良姿勢を長くとっていたため背部の筋緊張が強く、なかなかお辞儀ができない。膝に置いた手の上を押さえて背中をさすりながらお辞儀ができるように誘導する。しばらくそうしていると私が手を離しても端座位がとれている。

「布団がなくても座っている。お尻も痛くない」

お辞儀姿勢をとると、骨盤が前傾するので仙骨部を圧迫しないから痛くない。

「この座りかたを覚えてくださいね」

かんたんなことだが身につければ褥瘡は短期間で治るだろう。屋内歩行自立に向けて一歩前進だ。訪問看護、訪問介護、訪問リハビリテーションの導入が必要だ。さっそくケアマネジャーに連絡をとり、初回のサービス担当者会議の企画をお願いした。

このように初回往診時に病状の把握だけでなく、基本動作能力、ADLのチェック、居室を中心とした家屋の評価、特に便所、浴室、玄関など、患者の「生活空間」はどの範囲かを簡単でよいからチェックしておきたい。さらに、主介護者をはじめ家族の介護体制についても聞いておく。サービス担当者会議に主治医として参加する際に、必要な情報をあらかじめ得ておく姿勢が在宅療養の質の向上につながる。

6 訪問診療の実際

ある日の往診について書いてみよう。

午前診療を終えて二時五五分往診開始。往診車ドライバーは専任の中村さん。往診予定者名簿にあらかじめ目を通して往診順路を決めてくれている。往診圏は八尾市と柏原市の一部を含んでいるから南北八キロ、東西七キロ前後に及ぶ。順路は地理的にまとめるだけでは済まない。デイケアを利用している患者では帰宅後を希望され、介護者が就労されている場合もやはり時間指定がつく。それらを考慮して毎日順路を決めてもらっている。私たちはそれを「中村さんの一筆書き」という。新規の患者宅は事前に下見をしていて迷うことはない。実に信頼できる水先案内人だ。

今日はクリニック看護師のしのぶと私の三人が往診クルーだ。車に積み込む往診鞄は二つある。一つは点滴・注射などの薬品、衛生材料、処置用キットなど。もう一つはカルテ、聴診器、血圧計、パルスオキシメーター（血液酸素飽和度、脈拍を計測し心肺機能の状態を見る）、打腱器、ペンライト、舌圧子、つめきり、カメラ、処方箋、請求書、次回の往診予定票、ハンコ類などが入っていて、医療処置を要しない通常の往診患者ではこの鞄だけでよい。その他、胃ろうからの経腸栄養管理、人工呼吸器管理の患者宅には毎回衛生材料を届けなければならない。吸引カテーテル、バルーンカテーテル、消毒用アルコール綿、ガーゼ類、交換用の気管カニューレ、胃ろうボタン（二カ月に一回交換）、人工呼吸器に使用する加湿用滅菌精製水など、かなりの量になる。

一軒目は神経難病の患者宅。独居だが屋内歩行はなんとか自立、ＡＤＬも自立している。夜間のみマスク型人工呼吸器を使用しているが、わずらわしいのであまり使用していないとのこと。バイタルサインは安定している。比較的若年者のためデイケアなどへの参加はニーズになりにくく「生活の質」への配慮が必要だ。そのあたりまだ十分話し合えていない。課題として残っている。

二軒目はパーキンソン病の女性Ｙさん。二回目の往診だ。あらかじめケアマネジャーに日程調整を依頼していた「サービス担当者会議」を自宅で開いた。参加者は患者、主介護者の夫、ケアマネジャー、訪問看護師、クリニック看護師、訪問理学療法士、福祉用具相談員、在宅主治医の私の総勢八人。患者さんのベッドわきに車座になって座った。患者さんから順に自己紹介をした。ケアマネジャーが司会をして在宅医療開始に至るこれまでの経過、疾患と障害の状況、医学的な問題点と対策、ケアプランなど今後の援助方針の確認などを行った。臀部の褥瘡処置法と再発予防対策、浴室を見せてもらって入浴介助の手順、浴槽内の台の設置などを検討して、全員で記念写真を撮って会議を終了した。神経難病援助の「チームY」の誕生だ。

三軒目は脊髄損傷と脳膿瘍を合併してねたきりの患者宅。併発症の消化器がん手術のため近く入院する。無事退院して在宅医療が再開できればよいが。

四軒目は、神経難病の親子。夫と娘さんが介助しているが、病気が進行し障害が重度になってリクライニング車いす座位がなんとか可能な状態。重度の構音障害と四肢失調のため意思疎通が極めて困難で、意思伝達方法が課題だ。いろいろ試したが実用化に至っていない。泣き叫ぶことだけが意思表示の手段となっているので、胸が痛む。患者も家族もつらい現状に、具体的な提案ができるように努力しなければならない。

五軒目は人工呼吸器管理、経腸栄養の筋萎縮性側索硬化症の患者Bさん。気管カニューレ交換をする。四肢体幹の筋萎縮進行のためねたきりなので、随意運動が可能であった足関節の動きがなくなり「意思伝達装置」の操作ができなくなっていた。府立難病センターの協力を要請し、最近、専門作業療法士が派遣された。現在、顔面筋の筋収縮に伴う筋電位の変化を利用した入力装置を導入し操作訓練中だ。操作に慣れてメールも打てるようになったという。そう語る妻の横でBさんの表情も和む。意思伝達手段の確保は重度の障害を持つ在宅患者の「生活の質」を決める大切な要素だ。導入が遅れて申し訳なく思っている。

六軒目は神経難病の患者。四肢失調のため歩行が極めて不安定。屋内伝い歩きはなんとか可能であるがしばしば転倒する。ヘッドギアをつけるように勧めているがなかなかだ。

七軒目は神経難病の患者Cさん。気管切開をされているのでカニューレ交換をする。Cさんの悩みはメージュ症候群という顔面筋の不随意運動だ。突然この発作が起こると目が開けていられなくなる。主介護者の夫が気づいたことだが、毎日夜間に入眠導入剤を胃ろうより注入しているが、注入後しばらくするとこの「発作」が起きにくくなって開眼していることが多いとのこと。前回往診時、「だったら、昼にも注入して結果を見てください」と頼んでおいた。夫は昼にも使うと開眼している時間が長いように思うという。これまで抗てんかん薬、筋弛緩剤などいろいろ試みていたが、すべて無効だった。夫の観察が治療のヒントを与えてくれた。

八軒目は化学療法中のがん患者。抗がん剤の治療のため月一回車で大学病院に通院している。副作用によるつらい症状は続いているが、持ち前の明るい性格で私たちが訪問するときも笑いが絶えない。

「前に撮ってあげた写真どうしたん。飾っとくというてたのに」

「あれか、二階に持ってあがった」

「なんで」

「だって若い看護師さんと並んで老けて見えるのがいややや」

「あたりまえやろ、看護師は娘と同じ年やで」

九軒目は認知症の患者。自分の気が向くとき以外は布団から出てこないと介護の妻がいう。強いると怒り出し、手も出る。私たちには礼節ある応対をするので、つい問題ないと思いがちだが、介護者の話をよく聞くことが大切だ。今年の夏は暑かったので熱中症にならないか心配した。有料老人ホーム入所の診療情報提供書を希望される。奥さんにねぎらいの言葉をかけて辞去した。

一〇軒目は頸髄損傷四肢マヒの患者。妻と愛犬が出迎えてくれる。重度の障害でねたきりだが私たちの訪問に笑顔を返してくれる。ありがたいことだ。併発症の睡眠時無呼吸症候群に対し、夜間のみマスク型人工呼吸器（ＣＰＡＰ療法という）を装着している。前回往診以降の無呼吸減少効果を記録したデータを示し説明する。

一一軒目は慢性膵炎、加齢性筋肉減少症の患者。慢性の痛みがあって終日ベッド臥床がち。痛むから動かない、動かないから筋肉が痩せる、筋肉が痩せると動くのが億劫になる。この悪循環にくさびを打ちたい。鎮痛剤を工夫しても症状に変わりがなかった。終日「痛み」と向き合う生活を変えてみてはどうだろう。デイケアなど集団的ケアの場への参加を勧めてみた。

一二軒目は認知症、廃用症候群でねたきりの女性患者。懸案だった足の褥瘡は訪問看護師のケアで良くなっていた。耳の遠い夫は車の運転をやめたという。もう年だもの。今年で八二歳、患者は八四歳。絵にかいたような「老・老介護」だ。

一三軒目は両側変形性膝関節症で独歩不能のDさん。主介護者の娘が事故で骨折し入院していた。事故の顛末を娘さんが饒舌に話してくれた。ようやく娘さんが退院できてDさんも安心。いつも行くデイケアでハーモニカを吹いてみんなを楽しませてあげてね。

一四軒目は、筋萎縮性側索硬化症で人工呼吸器装着、経腸栄養実施中のJさんと義父さん。介護にあたっている夫はJさんが意思伝達装置に「外出したい」と書いたという。「春に花見に近くの公園まで外出して以来やね。どこへ行こうか」「花博記念公園は?」「USJは?」みんな自分が行きたいところを口にした。日曜日でないとみんな集まれないから、日程を決めて行先はJさんの希望を聞いて決めることになった。「楽しみやね」

そういうとJさんは微かに微笑んだように見えた。
一四軒一六人の往診を終えてクリニックに到着したのは八時一五分だった。お疲れ様でした。

7 在宅医療のめざすもの

在宅患者の日常的な医学的管理（リスク管理）に加え大切なことは、安心安全な療養条件をつくることであり、患者の障害に対するリハビリテーションである。

ここでリハビリテーションとは、患者が障害を持ちながらも、再び人間らしく生きるための援助のことを指す。私たちは、リハビリテーションにより患者の自立度を高め「生活の質」の向上をめざし、さらに「生きる意欲」を支えることを願うのだ。

安心安全な療養条件をつくる

安心安全の療養条件をつくるために必要なことを列挙する。

第一は、患者の障害に見合った療養環境の整備である。

私たちは「在宅療養条件整備」と呼ぶ。そのために介護用品の導入と必要であれば生活様式の変更を準備する。たとえば床からの立ち上がりが困難で、自力でトイレまで移動できない患者であれば、転倒予防と排泄自立に向けて、介護用ベッド、ポータブルトイレ、移乗用バーを導入する。やがて排泄動作が自立すれば家族の介助量も大幅に減少する。床からの立ち上がりが自力でできる患者でも、床からとベッドからの立ち上がりを比較すると、ベッドからの方が身体の重心の垂直移動距離が半減するため転倒リスクは大幅に減少する。ただし高齢者の場合、和式から洋式への生活様式の変更に抵抗があるケースもみられる。ベッドを置くスペースがない居宅も少なくない。どうすればよいか、サービス担当者会議で知恵を集める。

在宅療養条件整備のため住宅改造を必要とするケースも多い。住宅改造の目的は、転倒予防、介助量減少、自立度の向上と生活空間の拡大である。玄関の手すり設置、段差の解消、便所・浴室の改造、リフターの設置、踏み台、スロープの設置などがあげられる。要するにバリアフリー化であるが、欧米に比べ日本家屋のバリアフリー化は大変で資金的にも行き詰まる例が多い。住宅改造には介護保険で補助が出るが、上限枠まで利用しても必要とされる改造にはとても及ばないことが多い。

第二は、介護体制づくりである。

ケアマネジャーが患者、家族の意向を確認し、介護保険サービスを組み合わせたケアプランを作成する。大切なことは、患者に必要な介護量が家族の介護力を上回っている場合、介護保険サービスの導入で家族が余裕を持って在宅介護が継続できるようにサービス計画を作成することである。利用可能な介護保険サービスには、訪問系サービスとして、訪問診療、訪問看護、訪問介護（ヘルパー派遣）、訪問リハビリテーションなどがある。通所系サービスとしては、通所リハビリテーション（デイケア）、通所介護（デイサービス）、短期入所介護（ショートステイ）などがあり、適宜組み合わせてケアプランが作成される。

問題は夜間帯の介護である。夜間帯に定期的な訪問サービスを提供する事業所が極めて限られていること、夜間にまで自宅に人の出入りがあるのを好まない家族が多いため、夜の介護は家族に依拠することになる。排泄介助が必要な患者では夜間の排泄回数を減らすための工夫をしつつ、夜間のみおむつの着用を提案する。家族の介護負担を減少させることで、安定した在宅生活がおくれることの方が、患者にとって利益が大きいと考えている。利用料の自己負担が可能であれば定期的なショートステイの利用も、家族の介護負担軽減に非常に有効である。

家族間の介護分担も大切である。介護保険サービスを利用しても、とくに夜間帯は日曜祭日も関係なく主介護者に介護が集中する。主介護者の介護負担の集中を避けるために家族間で介護を分担できることが望ましい。せめて週に一日位、主介護者を夜間介護から解放してあげたい。娘が週一回実家に帰って主介護者を手伝うなど、家族で話し合って分担を決めている例も多い。しかし主介護者が嫁の場合、他の親族からの「しんどいときは声掛けてや」といった口約束はほとんど意味がない。嫁としての矜持もあり頼まない。介護を分担するためには、第三者であるケアマネジャーが調整役として入るなどして、家族の介護分担を文章化しておく必要がある。

第三は、患者に必要とされる適切な医療介護の提供である。

適切なケアプランにそってサービスが提供されることで、多くの患者の安定した在宅生活が可能になる。しかし在宅療養が常に安定しているとは限らない。病状の悪化、転倒事故、夜間譫妄《せんもう》などの精神症状、介護者の事故、患者と介護者のトラブルなど、迅速な対応を要する事態が少なくない。したがって在宅療養におけるサービスの質を決めるおおきな要素は、「必要なときに迅速にサービスが提供できること」である。訪問看護や訪問診療（往診）では、名実ともに二四時間、三六五日のサービス提供ができるかどうかが問われている。電話での対応で問題が解決することも多いが、訪問看護師が深夜に呼び出され、患者と介護者のいさかいの仲裁に入るようなこともある。往診について言えば、患者の急変があれば深夜であっても患者宅に走る。患者や家族の安心安全のために可能な限り要請に応える。こんなことの繰り返しではじめて信頼関係が培われる。

在宅患者のリハビリテーション

在宅患者のリハビリテーションは在宅医療にとりくむすべての職種の課題である。リハビリテーションの目的は、患者の自立度を高め「生活の質」の向上をめざすことである。自立度とは自力で可能な動作のことを指し、一般に六段階に分けられる。「　」は達成できれば可能になる事柄を示す。低いものから順にあげると、

1. ねたきり（さらに寝返り可能、不能に分けられる）
「寝返りが可能であれば床ずれ（褥瘡）はできにくい」
2. 起座（おきあがり）、座位保持可能
「しびんが使える。男性患者なら昼間独居可能」
3. 起立、立位保持可能
「介護者の介助（車いす、ポータブルトイレへの移乗、パンツの上げ下げ）が容易」
4. トランスファ（移乗）自立
「訪問介護導入で独居可能。退院時の機能が維持できる可能性大」
5. 屋内歩行自立
6. 屋外歩行自立

ただし例外的ではあるが、ねたきり、寝返り不可で独居の人もいる。患者が独居生活を

強く希望し、夜間帯はおむつを使用することで介護者不在の条件を受け入れ、安定した在宅生活を送っている。

自立度の向上と生活空間の拡大

私たちの目標は患者の自立度を一段階でも高めることである。

在宅療養開始時の自立度を高め、少なくとも現状を維持するために、理学療法士、作業療法士などによる訪問リハビリテーションを導入する。患者に対する直接の訓練にとどまらず、家族、介護スタッフへの訓練指導、介護用品の選定と導入、介助法指導、家屋評価にもとづく住宅改造指導などが可能になる。これらにより患者の生活空間の拡大をめざす。生活空間とは日常生活で患者が自力、介助を問わず移動している空間のことを指す。

在宅患者の「生活の質」を高めるためには、この生活空間の拡大が大切である。

退院時、介助歩行が可能なレベルの患者でも、ベッド上で食事をさせ、リモコン操作でテレビをみるなど、すべてがベッド周りでできるようにしてしまうと、生活空間がベッド上に限定されるので、廃用症候群の進行が止められなくなる。便利さが仇になって座れなくなり、立てなくなる。こんなことが起こるのは、「動くのは大儀だから」と患者自身が希望することが多いからだ。

できる限り寝室と日中の居室を分けることである。患者の生活空間が寝室から居間、トイレと広くなると、その間の移動が歩行訓練となる。家族の介助や装具の装着、手すりの設置などで歩行が可能なレベルの患者には、時として不便に感じることがあっても、生活空間をできる限り広くすることが機能維持の秘訣である。「ごはんできたよ」、その声に誘われ食事のたびに居間まで歩く、それが結果として機能維持の訓練になっているのである。

生活空間をベッド上から居室、屋内さらに屋外へ広げるためにはどうするか。

日本家屋の場合、屋外への出入りを容易にするためには、玄関の上がり框《かまち》に、手すり、踏み台、段差解消機などを設置する。スロープでもよいが場所をとるので、出入りの度ごとにセットが必要になる。車いす、特に電動車いすの導入は生活空間を飛躍的に拡大できる。社会参加への有効な手段となる。人工呼吸器装着のねたきり患者でも、リクライニング車いすで外出の機会をつくることで「生活の質」は確実に高まる。

社会参加

「生活の質」の向上には社会参加の機会の保障も大切である。神経難病患者の場合、患者会への参加を楽しみにしたり、機関紙発行など運営にも協力されている患者もいる。

車いすで図書館に行く。家族で花見に行く。患者夫婦、娘、孫三世代でＵＳＪに行く計画を立てる家族もある。イベント的な取り組みには私たちも協力できる。

また日常的にパソコン、インターネットを使用しメールの交換、ブログの立ち上げ、絵画、詩や句集の出版、科学論文を発表したり、在宅就労している患者は、私たちに重度の障害とともに生きることの意味を教えてくれる。彼は言う。からだの自由は奪われていても「脳だけは健常者と何も変わらない」。

コミュニケーション

コミュニケーションは人が人として生きるためのもっとも重要な手段である。コミュニケーションは言語の理解と表出ができて初めて成立する。コミュニケーションに障害のある患者を前にしたとき、障害が理解面にあるのか表出面にあるのかを評価し、対策を考える必要がある。理解面に障害があるとは、聴覚の障害、失語症などで、理解障害の程度により、補聴器の導入、何度も指示を繰り返す、ジェスチャーなど非言語的コミュニケーションを併用するなどの工夫が必要である。表出面の障害とは、理解障害はないが重度の構音障害や気管切開により発語不能、手足のマヒや筋萎縮により書字不能の場合である。すなわち聞く、読むことは可能であるが、しゃべる、書くことができない状態を指す。神経筋難病の筋萎縮性側索硬化症や筋ジストロフィーの患者にみられる。

理解と表出の両面に重度の障害があるケースは、重度の認知症患者、意識レベルの不安定な進行した神経難病の患者にみられる。このような患者とのコミュニケーションはどのようにするか。患者のベッドサイドで大きな声で、「お元気ですか。からだの調子はいかがですか」と手を握り、患者の心に届くように呼びかける。患者の表情、発声に注意を注ぐ。表情が穏やかであれば安心だが、苦しそうな表情や身を固くしていたり、苦しそうな発声があればその原因を探り対策を考える。どこか痛むところがないか、無理な姿勢をしていないかなど、非言語的コミュニケーションが中心になる。

理解障害はないが表出面に重度の障害を持つ患者への対策をどうするか。このような患者にとって、コミュニケーション能力を高めることは「生活の質」の向上に必須の条件である。表出面の対策として、気管切開人工呼吸器装着患者のための発声補助装置があるが、装着可能かどうかは残存機能による。構音にかかわる筋萎縮進行例では使用できない。

しゃべることも書くこともできない患者の意思表出に使用されるものを筋萎縮性側索硬化症の患者の例であげてみたい。ここでは透明文字盤、トーキングエイド、「意思伝達装置」を取り上げる。

五〇音図を描いた盤を患者に見せて、視線の方向から視認した文字を一字ずつ確認し文章を綴っていく。視線の方向を確認しやすいように透明プラスチック盤に五〇音図を描いたものが使用されるようになった。それは国立泉北病院の看護婦さんのすばらしい「生活の知恵」だ。透明文字盤の五〇音図の周囲のスペースに日常汎用される指示文を書いておくとよい。

たとえば「テレビをつけてください」「部屋を明るくしてください」「クーラーを入れてください」「からだをかいてください」「頭が痛い」など。

トーキングエイドは五〇音のキーボードを持ち、キーを押せばその字が画面に表示され、電子音の発声可能な携帯機器であるが、キーボードが押せないと利用できない。障害が進行する神経難病患者では利用できる期間が限定される。

「意思伝達装置」はパソコン画面に五〇音図が表示され、スイッチ操作で一字ずつ選択し文字を綴るというものである。印字も可能で手紙も書ける。メール交換もできる。

患者の残存機能を評価し随意的に動かせる部位を探し、オンオフスイッチ（インターフェイス）を装着する。インターフェイスには患者の残存機能に応じて、マイクロスイッチ、タッチセンサー、空気圧スイッチ、筋電スイッチ、視線入力スイッチなどが用いられる。

私の患者で現用中のものは、右手人差し指のわずかな動きを利用したマイクロスイッチ、顎の動きを利用したタッチセンサー、顔面筋の筋電位の変化を利用した筋電スイッチである。インターフェイスの評価のポイントは、意思に従って確実に入力できる、誤動作（ミスタッチ）が少ない、入力操作の繰り返しによる疲労が少ない、装着が簡単などである。「意思伝達装置」を使用して、五〇音図から一字一字選び取り、文章を綴ることがどれほど大変なことか想像していただきたい。往診の帰り際、五分間かけて綴られた「せんせい　きょうはありがとう」の言葉にどれほどの思いが込められているか、胸に刻んでおきたい。

味わう楽しみを

食事中むせのある患者の場合、嚥下障害を疑い、家族にその状況を聴くことにしている。どんなものでむせるのか。ごはんか汁物やお茶か。おかずではどうか。嚥下障害があるとなるとその程度の評価が必要になる。

車いすに乗せられる患者の場合は病院で嚥下評価を実施する。造影剤を含む液体と、形態を変えた固体を飲み、透視下でビデオ撮影をするＶＦテストと胃カメラ直視下で嚥下状態を観察するＶＥ検査がある。嚥下障害の程度によって液体にはとろみを付け、誤嚥しにくいように食物形態を工夫し家族に指導する。それでも十分な水分とカロリーが摂取できない場合は経腸栄養剤の経口摂取を追加する。

このような手立てでも誤嚥性肺炎を繰り返すケースでは、種々の個別的な条件を考慮したうえで、胃ろう造設による経腸栄養の併用を提案する。経腸栄養を開始したら経口摂取を禁止するわけではない。誤嚥のリスクは高まるが、たとえ高度の嚥下障害があって胃ろうからの経腸栄養を実施中の患者であっても、「味わう楽しみ」を奪ってはならない。

「りんご噛み」は今から三〇年近く前に、嚥下障害のリハビリテーション講習会でイギリスの言語療法士から教わった知恵である。リンゴを短冊形に切ってガーゼに包み、嚥下障害のある患者の口に入れて咀嚼を促すのだ。咀嚼とともに出てきた果汁を嚥下することで咀嚼訓練にも嚥下訓練にもなる。リンゴでなくてもなんでもよいという。聴衆の一人が「するめでも良いのか」と質問した。そんなものはイギリスにはないが良いのではないかとこたえ一同爆笑した。

経口食か経腸栄養かではなく、必要な栄養分と水分を経腸栄養で補給し、「りんご噛み」で「味わう楽しみ」を残すことが、患者の「生活の質」にとって大切な要素である。

「生きる意欲」を支える

リハビリテーションの究極の目的は、病気や障害を身に受けた患者の「生きる意欲」を支えることにある。他人の心中など知ることもできないのに「生きる意欲」を支えるとは実に不遜な言い草だ。その通りだと思う。そんなことはできるわけがないかもしれない。

しかし私は生きる意欲を失うさまざまな要因を、可能な限り取り除くように努力することはできると思う。患者の持つ身体的な苦痛、精神的な苦痛をできる限り軽減するためには、みんなで知恵を絞ることだ。

身体的な苦痛の軽減は、がん末期の在宅緩和医療が典型であるが、在宅医療全般にわたり看護介護の中心的な課題となっている。精神的な苦痛についてはどうであろう。病気の予後についての不安、これから起こるであろう病状悪化についての不安、自分が亡きあとの不安など。患者はあまり口にしないが、さまざまな想いに心を痛めている。

前項で述べた「生活の質」の向上のすべてが身体的精神的苦痛の軽減につながると考えているが、私たちが患者の精神的な苦痛に寄り添うことなどできるのだろうか。

このテーマに私が書けることは多くはないが、大切と思っていることをいくつかあげてみる。

そのひとつは、患者がひとりぼっちでないと思えること。人との「きずな」を実感してほしいと思っている。

一人暮らしの筋萎縮性側索硬化症患者に自宅で告知したときのことである。在宅療養にかかわるサービス担当者が見守るなか、私から病状説明をした。あらかじめ文章にしておいた病状説明の末尾に以下のように記した。

■病気のこと、体の症状のこと、障害に対する方針選択のこと、日常生活のこと、これからの生活の場のこと、その他心配なこと、こんなことができないかなと思うことなどなんでも相談してください。

■あなたの在宅療養生活を私たち神経難病ケアチームが精一杯知恵を出して支援していきます。

■山〇〇子さん、あなたはひとりではありません。

支援するメッセージを常に出し続けることが大切だと思う。

笑顔と笑い

私は在宅患者と家族の写真を撮って差し上げるようにしている。初回往診からしばらくしてようやく馴染んだころに、患者と主介護者と並んでもらい写真を撮る。

「さあ笑って」そう言ってみんな笑う。

それを大きく引き伸ばして額に入れて差し上げる。

「もう何十年も夫婦で写真なんか撮ってもらったことはありません」

「みんな笑っている、いい写真。飾ってくださいね」

患者にそそぐ家族のまなざしがやさしい。会話が弾み療養生活の中で貴重なごみのひとときになる。

楽器を演奏することもある。楽器と言ってもハーモニカやオカリナだが、年末にはバンドを組んで何軒かまわる。

看護師が往診のとき、いろいろおもしろいことを言って患者や家族が笑う。往診のときぐらい笑ってほしい。私たちのおとずれを楽しみにしてもらえるような往診にしたいのだ。

「また来てね」そう言ってもらえるような。

スキンシップ

ねたきりの患者の往診では、手を握りながら話しかけるようにしている。言葉以上のものが伝わるような気がするからだ。末期の患者さんに、語る言葉がなくなるときがある。言葉にならない想いを伝えるときには手を握り、肩に手を置くしかないのではないか。私はそう思っている。

8　在宅医療で大切にしたいこと

在宅医療の第一は、介護者と患者の気持ちに寄り添うことである。寄り添おうと努力することである。介護者の気持ちから見てみたい。

在宅患者家族の会で、主介護者の娘さんが発言された。

「家族としてずっと看てあげたいという思いと、看ることのつらさ（とくに夜間の介護）のなかで心が揺らぎます。夜間に乱暴な体位交換をしてしまい『私の心に鬼がいる』と思いました」

ねたきりの母の介護に疲れた娘さん。自己嫌悪に泣くという発言に会場からたくさんうなずきのしぐさが見られた。

介護サービスは昼間に集中し、夜間に介護する家族の肉体的精神的ストレスは大きい。たとえば退院時の家族への指導が退院後にできているかどうか、病院のスタッフが訪問する場面を想像していただきたい。病院スタッフが家族へ指導したことで、できていないことを指摘する。いくらそれが事実であっても、その指摘を素直に受け止められる家族は少数だと思う。家庭というプライベートの場に入り込み、患者のことであれこれ指示されるのはたまらない。それが家族の当たり前の気持ちだ。そこへ「あなたのお父さんでしょ」では家族の反発を招くだけ。病院と在宅では、介護の主体者が医療スタッフから家族に代わることを忘れてはならない。

患者と同じように、またはそれ以上に、介護者である家族の思いを聴き、支援するという私たちの姿勢が家族に届かないと、在宅療養支援は成功しない。

患者と家族からの信頼が私たちを励ますのだ。

患者の気持ちはどうだろう。私がまだ三〇代、リハビリテーション医療の研修を始めた頃、病院で脳卒中患者会の設立総会があった。あいさつに立たれた患者会会長は脳梗塞による片マヒがあった。杖と下肢装具で歩行し壇上に立った。

会長は、語りはじめた。

「障害を身に受け一度も死にたいと思わなかったひとはいないと思っています」

会場からは同意の声が広がった。私は驚いた。正直にいえば会長のマヒは比較的軽度のものに見えた。このような患者さんに、私は慰めるつもりで「マヒが軽くて良かったですね」「リハビリがんばりましょうね」。励ますつもりでそんな発言を繰り返してきたように思う。それがどんなにか患者さんの心を傷つけてきたか。

「この医者は何もわかっていない。障害の軽い重いが問題ではない。障害を身に受けたという体験そのものが、自らの命を絶ちたいと思うほどつらいものだった」

何もわかっていなかった自分が恥ずかしかった。それ以来「障害が軽くて良かったですね」は、私にとって決して口にしてはいけない言葉になった。

研修医時代にも印象に残る言葉があった。それはねたきりの患者だった。窓の方を指さして脇にいた看護婦にいった。

「看護婦さん。何がつらいと言っても、死にたいと思っても自分で死ぬこともできません」

患者も家族も私たちもここから出発するのである。

第二に大切なことは、患者と家族のために力を合わせる職種間連携の大切さである。

患者の在宅療養が成功するためには、在宅療養支援チームによるチーム医療が必須である。構成メンバーは、ケアマネジャー、主治医、訪問看護師、診療所看護師、セラピスト、ヘルパー、住宅改造・介護機器担当者など。神経難病患者の場合は保健所の担当保健師が加わる。

コーディネーターはケアマネジャー、神経難病患者の場合は担当保健師の場合もある。

在宅療養導入時早期に初回のサービス担当者会議を患者宅で開催する。病状、障害像など患者情報の共有、課題の整理と援助方針の確認などを議題にし、会議終了後、患者さん家族を交え記念写真を撮る。後日引き延ばして差し上げる。患者と家族を支えるチームの存在を可視化し、安心につながることを期待してのことだ。

「これがチーム〇〇（患者名）ですよ」

職種間では、電話、ファックス、連絡ノート、連絡用紙などによる日常的な情報交換が必須であり、患者、家族への迅速で適切な援助のためには、いま何が問題かをチームとして常に把握できているかが問われる。有機的で血の通ったネットワークによって構築されたチーム医療こそ在宅療養支援の質を決める。医師だけ、看護師だけ、ケア担当者だけでは適切な援助は不可能である。

9　今後の在宅医療の展開——需要と供給について

超高齢社会に入ると、在宅医療を希望する患者と家族は増加すると考えられるが、問題はそう単純ではない。在宅医療にかかわる医療費と介護サービス利用料負担を強いられる患者側と、在宅医療を担当する医師側の双方が問題を抱えているからだ。

二四時間三六五日のサービス提供、月二回の定期往診と必要時の臨時往診を組み合わせた在宅総合診療料で診療報酬を請求する場合、患者の自己負担は一割負担の患者で月八〇〇〇円前後、二割負担では一七〇〇〇〇円前後となる。末期がん患者の在宅看取りで連日往診するとさらに負担が増える。年金生活の高齢者所帯でこの負担額は少なくはない。

そこで身体障害者手帳一、二級申請、特定疾患申請をして、特別障害者手当など患者の疾患と障害の状況に合わせ、利用可能な制度は極力取得するようにしている。取得できれば負担額は大幅に軽減される。私たちの在宅患者のうち七三人（全体の七〇パーセント）は、このような医療費減免制度を利用している。

しかし、低所得者の場合、介護保険サービスには利用料負担限度額の設定はあるが、利用料減免制度はない。利用するサービスの量が多いほど、すなわち介護量を多く必要とする重度の障害を持つ人ほど、利用料負担は増えることになる。単なる老衰患者では医療費減免制度利用は困難で、月々の医療費＋介護サービス利用料を支払える家庭は限られてくる。就床期間が長引くほど負担額は大きくなる。在宅医療を希望していても費用面でかなえられない。

施設入所を選択しても一〇万円以上の自己負担が通例である。生活保護基準には達しないが、費用負担の点で在宅医療も施設入所も選択できない障害を持つ高齢者が増加するのではないか。「命の平等」を貫くためには、制度の谷間に陥る高齢者をなくす制度改革が必須である。

当面、在宅主治医に課せられた課題は、医療費減免制度にかかわる診断書作成資格を取得することだ。しかし、これらの資格は専門医制度とリンクされていることが多いため、一般の開業医の資格取得率が低く、医療費負担が在宅医療の普及を妨げている要因の一つになっている。

サービスを供給する側、とりわけ在宅主治医になる医師の側の問題点はどのような点にあるか。改善策はあるのか。

まず、在宅医療に携わる医師数が少ない。在宅療養支援診療所届出数は、平成二五年に一万四〇〇〇を超え、全国医科診療所数一〇万五二八の一四パーセントとなっている。二四時間対応の困難さにより実働はさらに少なく、在宅医療のニーズに十分答えられていない。今後、在宅医療に志を持つ医師、とりわけ専門研修を終えた若い家庭医の参入が切望される。しかし現状では多忙な日常業務のなかで、在宅医療に充てられる時間が限られている。在宅療養支援診療所として二四時間三六五日のサービス提供は、他職種とのチーム医療で医師が担当する業務を限定しても、一人の在宅主治医がこなすことは困難と言ってよい。在宅担当医師の複数化によって負担の軽減をはかる以外に有効な手立てはなさそうだ。たとえば夜間帯の臨時往診を当番制にするなど。これは小病院の担当する在宅医療や、平成二六年度から診療報酬で規定された三人の常勤医師による在宅専門診療所では可能である。

しかし、圧倒的多数を占める、所長一人の診療所が担う在宅医療では、強化型在宅療養支援診療所になって、連携病院の医師を含めた当番制を模索するか、診療所同士が連携して負担軽減を考えるしかない。永続可能な在宅医療供給体制を考えると、この方策しか思い浮かばない。一方、患者や家族の気持ちを考え、主治医と患者との関係を重視するほど、他の医師との業務の分担に消極的にならざるを得ない。とりわけ多忙を極める在宅看取りの場で、主治医としての役割を果たしたいというのが、在宅医療を志した医師共通の願いであろう。

近代的な職業としての「医師」と「町医者の本懐」とは折り合いがつくものなのか、私にはわからない。

友・大井通正の人と仕事

伍賀　一道

この本は、在宅医療のエキスパート・大井通正（親愛の気持ちをこめて敬称を略す）の仕事の記録であると同時に、彼の人生そのものをも物語っている。彼とは五〇年のつきあいになるが、これを読むまで、大井がいま何に没頭しているのか、何を喜びとしているのか、悩み苦しんでいるのか、そのほとんどを知らなかったことに気づかされた。

大井は病院の勤務医、院長を経てかねてよりの希望であった在宅療養患者を支援する診療所の所長となった。この本では「在宅」でしか得られない患者の思いをさまざまにすくい取っている。たとえば、次の言葉。

「病院では上から見下ろされる患者でしたが、家に帰ったら夫婦げんかもできるし子どもも叱れます」（四四ページ）。

それは当の本人だけでなく、家族そして在宅医療チームの喜びでもあるという。

もちろんそれだけではない。在宅医療のなかで、生きることの意味、とりわけ重度の障がいを背負ったまま生き続けることの意味を問われ、彼は悩む。読み手も考えさせられ、しばしば立ち止まってしまう。介護されることのつらさ、介護することのつらさもそうだ。

在宅看取りのプロとして、さまざまな「最期」も語ってくれている。最期まで凛として生き抜く人からは「おまえもしっかり生きよ」と言われているようだ。幾度か登場する「人情話」には救われる。

人が介護を受ける身となったり、あるいは不治の難病を患った場合、どのように生き抜き、どのように最期を迎えればよいのか。この本はこうした問いに対する答えを示しているわけではない。とはいえ、それぞれが自分なりの答えをみつけるための確かな材料をふんだんに与えてくれる。

私は一般の読者に先立って草稿を読む幸運に恵まれた。医療や介護の専門家でもない私がそのような次第になったわけは後に触れることにして、まずはまったくの門外漢がこの本をとおして学び、考えたことのいくつかを記しておきたい。

根底にある「やさしさ」

「寒かったでしょう。飲んでください。看護婦さんは猫舌だから少しぬるめにしました」

（四〇ページ）。

在宅患者から差し出された暖かいコーヒー牛乳のお返しに大井はその人の肩をもむ。それは二週間ごとの往診時の慣わしだった。彼はひととき幸せな気分に浸る。

「うえから目線」と患者が受け取る病院での医師とはまことに対照的である。家族と医療チームの「やさしさ」のなかで最期を迎えることができるなら、何にもかえがたい幸せだ。

「やさしさは見えない薬。見えない薬をしっかり患者さんに届けられるよう、ともに目指したいですね」

看護学校で授業のしめくくりに大井が学生に与えるメッセージである。彼は倦むことなくこの言葉を体現する日々を送っている。医師としての大井の根底には何よりもこうした「やさしさ」がある。やさしさは想像力によって育まれる。

「いのちの不平等」、「苦しみは病気だけではない」

とはいえ、在宅医療の現場で対応できることは限られている。それは社会制度の仕組みに深く規定されているからだ。

病人であっても患者になれない人がこの国にはたくさんいる。通院できないのは病状が重いからだけではない。遠くの病院に通うにはタクシーを使わなければならない。何よりも医療費の自己負担分を払えない。しばしば指摘されているように、お金がないと、ぎりぎりまで病院で診てもらうことができないのである。

自己負担限度額が設定されているとはいえ、在宅療養に要する額は決して軽くない。深夜往診を受けるにはやはり費用がかかる。最期の迎え方もお金と無関係ではない。医療や介護の社会制度と深く関わっている。財政赤字を理由に社会保障費を削り、病人が患者になれない状態を放置する社会では、在宅療養を受けられる人や、より望ましい最期を迎えられる人は限られる。「いのちの不平等」（四八ページ）、「苦しみは病気だけではない」（一二六～一二七ページ）ということをもっともっと強く訴えたい。

障がいがあっても生き抜く人をどこまでも支える

大井は患者や家族に、難病やがんの告知をする際には深い息をするという。落ち着かねばという思いとともに、「最後まで患者や家族を見離さない」という決意を自らに言い聞かすためでもある（一四一～一四二ページ）。まさにそのとおり、困難をかかえながら生き抜こうとする人を彼はどこまでも支えようとする。

筋萎縮性側索硬化症（ＡＬＳ）のような進行性の難病をかかえた人に対して、医療や介護の現場で、どうせほどなく失われるのだからと、いまなら使える能力の活用の支援を放棄することはないだろうか。残された能力の活用は医療従事者や介護者の膨大な努力を要するからだ。

しかし、大井はいまある能力を最大限に活かすことをあきらめない。少しの期間、少しの時間でもしゃべりたいと望むＡＬＳの昭さんには、「気管カニューレ」を「スピーチカニューレ」に交換する体制をつくることで、日中だけはしゃべることを可能にした。病状の進行によってやがてそれも不可能となったが、いま、この瞬間を人間らしく生き抜きたいという望みをどこまでも応援する。

「しゃべれないことのもどかしさを考えれば、考えてもわからないというなら何時間か自らしゃべることを禁じてみるとよい」（六三ページ）という彼の言葉には、やさしさに貫かれた厳しさがある。

もう一人のＡＬＳの賢治さんには最新鋭のブレイン・マシン・インターフェイス（ＢＭＩ）を応用して、噛み合わせに使う筋肉によって意思伝達装置を操作することに成功した（八六ページ）。同様に、森永ヒ素ミルク事件の被害者の洋一さん（脳性マヒ）は、大井に出会うことで三八歳になって初めて書字能力を獲得できた。

わずかであっても残された能力を残らず使うことで、少しでもコミュニケーションが取れる状態を実現する。意思の伝達は人としての最も基本的な条件だからだ。いくら障がいがあるとはいえ、ただ呼吸をし、栄養を摂取し、排泄するだけでは生きていることにならない。これが彼の強い信念である。

ステージ（病期）は病状の進行の段階を示す言葉である。ALSの場合、ステージが進むことは生活の困難度が増し、ターミナルに近づくことを意味する。だからといって、治療やケアの手を抜いてよいわけではない。病状の進行を少しでも遅らせるとともに、病状のステージに応じた治療をし、障がいを乗りこえる工夫を追求する。チームでそれを行うのが彼の流儀だ。

たとえば、「チーム泰三」（六五ページ）である。病院の神経内科では泰三さんに対して病状の進行の詳細な説明はなかったという。多忙なせいもあろうが、それだけではないように思う。病気自体の治療は医師はじめ医療スタッフが担うが、病気に向き合うのは患者であり、医師は病気だけでなく患者に向き合わなければならない。どれだけの医師がこうした視点に立っているだろうか。

「チーム泰三」をつくるにあたって大井は泰三さんに病気や、それによって生じる障がい、それに対する対策について時間をかけて説明している。これをとおして、泰三さん自身のなかに、病気を克服するという強い意志を生み出した。それは病気の進行度合いを多少遅らせるだけにしかならないにせよ、病や障がいをかかえたとしてもぎりぎりまで生き抜くことを支えるという彼の強い信念からでたものだ。

とはいえ、時にはどうにもならない困難に直面する。最重度の障がいをもつ人にとって、人工呼吸と経腸栄養で命をつなげていくだけの日々とすれば、「これ以上生きたくない」という思いを覆すことは容易ではない。こうした難問に在宅医として真正面から向き合うことの精神的負担はいかばかりだろうか。

多才な在宅医

そうであっても、大井は物憂いそぶりをすることは少ない。彼の一日は二四時間ではなく三六時間のようだ。山登りは本格的だ。夜空を眺めては即席の天体講座が始まる。そしてまた「ものおじしないミュージシャン」でもある。

年末には知己のプロのヴィオラ奏者、ボーカル担当の医師と大井のトリオで在宅患者を訪問し、年末恒例の出張コンサートを続けている。彼のオカリナやハーモニカ演奏はなかなかのものだ。「車の中だけの練習」（二〇三ページ）であれだけの技量を発揮できるのは天性の賜物というほかない。

ＡＬＳのため、あらゆる自己表現の手段を奪われ、「完全な閉じ込め症候群」（トータル・ロックトイン）となった患者さんはトリオの演奏を聴いて涙をながした。人として生きることを支えるうえで、「百の言葉より伝わることがある」（二〇五ページ）という。多忙きわめるなかでの出前コンサートは在宅医療の領域をはるかに超えている。九九歳を迎えた在宅患者寿三郎さんの「白寿記念の写真展」もそうだ。その二週間後に寿三郎さんは亡くなったが、まさに最高のプレゼントとなった。大井にとって在宅医療の領域はどこまで広がるのだろう。

最期の迎え方

人はどのように最期を迎えるのだろうか。多少なりとも満足のゆく最期とはどのようなものか。どうすればそれに近づけるのだろうか。

「家で良かった。先生で良かった」（三九ページ）。

老父を自宅で看おくった娘さんが大井にこう語った。彼の率いる在宅療養支援チームに出会うことがなかったなら、こうした言葉はなかっただろう。この本にはそうした具体例が描かれている。

「孫が見舞いに来て声をかけたら急に目を開けて『がんばれ』と言いました。横にいた母に『世話になったな。世話になったな』と二回繰り返しました。それが最後の言葉です」（八〇ページ）。

幸次郎さんは人生の最期に孫をはげまし、妻をねぎらう言葉を残して逝った。末期がんの幸次郎さんに納得のゆく最期をプレゼントできたのは大井を核とする在宅医療チームがあったればこそである。彼はこのことを自分にとってのプレゼントとして受けとめている。

もう一人の最期について。

「『水を飲みたいというから飲ましてやった。わしの手を握り、あったかい手やねえと言った。それが最後の言葉やった』

人生の最後に夫婦で交わされた言葉。『あったかい手やねえ』胸に刻みつけておこう」（九三ページ）。

このような臨終場面に立ち会える医師はそう多くはないだろう。「医療技術者としての医師」では味わうことのできない在宅・看取り医の「特典」だ。彼の言う「町医者の本懐」（二五三ページ）でもある。

在宅・看取り医の「特典」について、もう一つ付け加える。彼の次の言葉である。

「ひとは死んでも家族のこころに存在感を持ち続けることが可能であり、そのことを体験できる場が在宅看取りなのだ」（一三七ページ）。

こうした「こころの継承」が可能となるのは、家族の最期につきそう介護者に対する医療チームの徹底した支援があればこそである。支援がなく孤立したままならば、介護者は時として心ならずも「鬼」になる。

持続可能な体制とは

「在宅療養支援診療所として二四時間三六五日のサービス提供は、他職種とのチーム医療で医師が担当する業務を限定しても、一人の在宅主治医がこなすことは困難と言ってよい」（二五二ページ）。彼はこの困難をあえて引き受けている。

一日の仕事ぶりを見よう。朝八時に診療所到着、介護保険や障がい者関連などの書類の処理をすませ朝礼（八時五〇分）、午前中の診療に五時間（午前九時~午後二時）、午前の診療が終わるのが午後二時すぎだ。それから昼食をかきこみ、在宅患者への往診が二時半から夜八時すぎまで続く。診療所を出て帰途につくのが早くて九時だから労働時間は一三時間を優に超えている。高速道路を使っての通勤に片道四〇分~五〇分。平日の拘束時間は一五時間を超える。さらに、深夜、担当看護師からの緊急呼び出しがあれば、二時であろうと、三時であろうとかけつける。呼び出しの多くが看取りである。それが患者と家族との信頼関係のキーとなるからだ。そのまま朝を迎え、次の外来診療に出るということも珍しくない。

果たしてこれは持続可能な体制なのだろうか。数年後、彼の仕事を引き継ぐ医師は出てくるだろうか。この疑問について大井も十分すぎるほどわかっている。所長一人の診療所が担う持続可能な在宅医療体制の彼の構想は、①強化型在宅療養支援診療所になって連携病院の医師を含めた当番制を模索するか、②診療所同士が連携して負担軽減を図るやり方だ。だが、彼はそのいずれにも懐疑的である。第二部を次のように結んでいる。

「患者や家族の気持ちを考え、主治医と患者との関係を重視するほど、他の医師との業務の分担に消極的にならざるを得ない。とりわけ多忙を極める在宅看取りの場で、主治医としての役割を果たしたいというのが、在宅医療を志した医師共通の願いであろう。近代的な職業としての『医師』と『町医者の本懐』とは折り合いがつくものなのか、私にはわからない」（二五三ページ）。

この本は彼の「本懐」に裏づけられているだけに誠に奥深い内容にあふれている。大井の仕事を語りつくすことはとてもできない。ましてありふれた注文などできはしない。そのうえで、あえて一言。「もう七〇歳を迎えたのだ。そろそろ息抜きをしてもいいのではないか。連れ合いの美保子さんとの時間をもっと大切にしては」

おそらく彼は苦笑いをするだけだろう。

セツルメントのこと——大井通正の原点

最後に在宅医療のエキスパート・大井通正の原点について触れておく。

私が彼と出会ったのは一九六〇年代後半に過ごした京都での「学生セツルメント」である。もう五〇年も前のことだ。在宅医としての彼の原点はこのセツルメントにある。

京都駅南に位置する貧困地域に週末にでかけては、バラックに住む子どもたちと遊んだり、勉強を教えた。「仕事先で社長から不当な扱いを受けた。反論できるだけの労働法の知識を得たい」、「運転免許を取るため漢字の勉強をしたい」という若者の応援もした。高度成長のただなかにもかかわらず、貧困の現実をつきつけられ、その衝撃は大きかった。

私たちにとって、セツルメント活動は在学期間中に限られる（なかにはそこを生涯の生活拠点としたメンバーもいたのだが）。いまは自分たちの味方のようなそぶりをしていても、いずれ大卒者として、それなりの職を得ていい暮らしをするのではないか、つまり自分たちとは別の階層の人間になるのではないかという不信の念が地域の若者のなかにはあった。それが時々、吹き出して、私たちとぶつかった。「卒業後も同じ地点に立って生きる」とはどういうことか、真剣に悩み考えた数年間であった。

当時の仲間は、看護師、保育士、公務員、教員、弁護士、民間企業の労働者など、さまざまな道に進んだ。定かではないが、セツルメント経験者の少なからずはそこで得たものをその後の生き方の軸にしているのではないか。

大井はやや遠回りをしたものの、医師の道を選んだ。臨床医として四〇年近く、いろいろな困難を抱えた人たちに寄り添った医療をひたむきに貫いてきた。セツルメントの地域活動のなかで「家庭に入り、子どもたちや家族の現状に身を寄せ思いを寄せて、家族とともに輪を作り、みんなの輪の中で自分たちに何ができるか」（六九ページ）を考える、あのやり方は今の在宅医療のなかに再現されている。

五〇年前に、私たちに「おまえたちは卒業後も同じ地点に立ちつづけるのか」という問いをつきつけた当時の若者（いまでは七〇代にさしかかっているのだが）に出会ったなら、彼は堂々と胸をはって向き合うことができるだろう。そうした友を持つことができ、私は誇らしくも、またまぶしくも思う。

（金沢大学名誉教授）

著者紹介

大井通正（おおい　みちまさ）

1945年　京都市に生まれる
1982年　大阪市立大学医学部卒業
同年　耳原総合病院入職。耳原鳳病院を経て、1990～2005年
東大阪生協病院勤務。
うち、2000～2005年東大阪生協病院院長
日本リハビリテーション医学会認定専門医
現在、医療生協八尾クリニック所長
著書　『障害者の健康と医療保障』（共著、法律文化社）
　　　『二次障害ハンドブック』（共著、文理閣）
　　　『脳卒中リハビリテーション』（共著、医歯薬出版）

イラスト：吉田朋子

患者と家族に寄りそう在宅医療日記

2016年4月20日　第1刷発行

著　者　大井通正

発行者　黒川美富子

発行所　図書出版　文理閣
京都市下京区七条河原町西南角　〒600-8146
TEL（075）351-7553　FAX（075）351-7560
http://www.bunrikaku.com

印刷所　モリモト印刷株式会社

ISBN978-4-89259-786-2